Dieta a base de plantas:

El plan de comidas de la dieta de base vegetal simple: Libro de cocina para principiantes para planificar sus comidas para cada semana

Copyright 2018 por Chantel Stephens - Todos los derechos reservados.

El siguiente audiolibro se reproduce a continuación con el objetivo de proporcionar información lo más precisa y fiable posible. Sin embargo, la compra de este libro puede ser vista como un consentimiento al hecho de que tanto la editorial como el autor de este libro no son de ninguna manera expertos en los temas tratados en el mismo y que cualquier recomendación o sugerencia que se haga aquí es solo para propósitos de entretenimiento. Los profesionales deben ser consultados según sea necesario antes de llevar a cabo cualquiera de las acciones respaldadas en el presente documento.

Esta declaración es considerada justa y válida tanto por la Asociación Americana de Abogados como por el Comité de la Asociación de Editores y es legalmente vinculante en todos los Estados Unidos.

Además, la transmisión, duplicación o reproducción de cualquiera de las siguientes obras que incluyan información específica se considerará un acto ilegal, independientemente de que se realice electrónicamente o en forma impresa. Esto se extiende a la creación de una copia secundaria o terciaria de la obra o una copia registrada y solo se permite con un consentimiento expreso por escrito del editor. Todos los derechos adicionales están reservados.

La información en las siguientes páginas se considera, en general, un relato veraz y exacto de los hechos, y como tal, cualquier falta de atención, uso o mal uso de la información en cuestión por parte del lector hará que cualquier acción resultante quede únicamente bajo su ámbito.

No hay ningún escenario en el que el editor o el autor original de este trabajo pueda ser considerado de alguna manera responsable de cualquier dificultad o daño que pueda ocurrirles después de emprender la información aquí descrita.

Además, la información de las siguientes páginas tiene un propósito exclusivamente informativo y, por lo tanto, debe considerarse como universal. Como corresponde a su naturaleza, se presenta sin garantía en cuanto a su prolongada validez o calidad provisional. Las marcas comerciales que se mencionan se realizan sin consentimiento escrito y no pueden considerarse de ninguna manera como un aval del titular de la marca.

Tabla de contenido

Introducción 6

Capítulo Uno: ¿Qué es una dieta basada en plantas? 9

Capítulo dos: Los beneficios de una dieta basada en plantas 27

Capítulo tres: Alimentos que hay que evitar y disfrutar 53

Capítulo cuatro: Conceptos erróneos comunes y cómo superarlos 109

Capítulo cinco: Consejos y trucos para empezar 114

Conclusión 127

¡Aviso!

Antes de comenzar, me gustaría señalar que este libro no ofrece consejos médicos profesionales. Cualquier declaración dentro de la Dieta <u>Basada en Plantas</u> no tiene la intención de proteger o identificar ciertas enfermedades. Si usted tiene problemas de salud de cualquier tipo, consulte a un especialista de atención médica profesional. La información proporcionada en este libro está destinada a ser utilizada con fines educativos solamente y no pretende ser un sustituto del médico u otros profesionales médicos.

Introducción

Hay un millón y una de razones para que alguien empiece una dieta. Antes de que empiece a aprender sobre los increíbles beneficios de la dieta basada en plantas, le invito a que se tome unos minutos para averiguar el porqué. ¿Por qué es ahora el momento en que decides cambiar tu vida? Cambiar todo su estilo de vida puede ser increíblemente abrumador, pero cuando desee el cambio lo suficiente, tendrá la capacidad mental de superar cualquier obstáculo que se interponga entre usted y su objetivo.

¿Tiene su por qué? Excelente. Lo más probable es que usted esté aquí porque ha oído hablar de la dieta a base de plantas a través de los medios sociales, amigos o incluso a través de un miembro de la familia. La verdadera pregunta que usted puede tener es ¿por qué esta dieta es diferente de las otras que he probado? ¡Si ha probado otras dietas y ha fracasado, no está solo! ¡Hubo una encuesta realizada en el Reino Unido que muestra que dos de cada cinco personas dejarán su dieta en los primeros siete días! ¿Por qué falla la gente? ¡Somos criaturas de hábitos! ¡Hay muchos de nosotros a quienes simplemente no les gusta el cambio! Para algunos, esto está bien, pero si usted está buscando un verdadero cambio, ¡tendrá que trabajar duro! ¿Será fácil? ¡De ninguna manera! ¿Valdrá la pena? ¡Al final de este libro, usted puede ser el juez de eso!

La dieta a base de plantas es maravillosa por varias razones diferentes. Como pronto aprenderá, este estilo de vida puede ser fácil de seguir, es increíblemente asequible, ¡y muy delicioso todo al mismo tiempo! Si parece demasiado bueno para ser verdad, piénselo porque esta es la realidad de la dieta basada en plantas. Aunque es más que probable que sea muy diferente de su dieta SAD (Dieta Americana Estándar), el cambio es lo que más le cuesta a la gente. La buena noticia es que la dieta a base de plantas está destinada a individuos que buscan:

- Perder peso
- Prevenir enfermedades
- Enfermedad inversa
- Sea más saludable
- Ganar energía
- Salvar el planeta
- ¡Y más!

Si alguna de estas razones le atrae, ¡la dieta a base de plantas va a ser el camino para seguir! En los capítulos siguientes, ¡se le proporcionará toda la información necesaria para ayudarle a empezar! Desde los beneficios hasta los alimentos que usted disfrutará, espero que para el final de este libro usted esté preparado y entusiasmado para comenzar. La dieta basada en plantas no es un concepto nuevo, pero con algunos cambios sencillos en su estilo de vida actual, usted estará cosechando los beneficios de la dieta casi inmediatamente. Cuando esté listo, ¡sigamos adelante y comencemos su nuevo viaje saludable basado en plantas!

Capítulo Uno: ¿Qué es una dieta basada en plantas?

¡Felicitaciones por dar el primer paso para cambiar su vida para mejor! Si ha llegado a este punto, supongo que ha decidido darle una oportunidad a la dieta basada en plantas. Si bien muchas personas en su vida pueden dudar de este estilo de vida, está a punto de aprender que esta forma de vida ha ayudado a las personas desde el principio de los tiempos. Cuando lo piensas, todos nuestros antepasados vivieron una dieta basada en plantas, ¡y hemos llegado hasta aquí! Desafortunadamente, estamos aquí, pero eso no significa que estamos aquí y saludables. De hecho, hay muchas personas enfermas que comienzan la dieta basada en plantas para revertir su enfermedad y ayudar con los efectos secundarios subyacentes causados por una mala dieta. Te invito a dar un paso atrás en la historia para descubrir cómo llegamos aquí en primer lugar. Después de todo, la historia se aprende, ¡así que nunca volveremos a cometer los mismos errores!

Historia de la Dieta Vegetal

Como se puede imaginar, los seres humanos han estado consumiendo una dieta basada en plantas antes de que conociéramos la invención de McDonald's y algunas de nuestras cadenas de comida rápida favoritas. Para comenzar nuestro viaje, voy a empezar en los tiempos de los cazadores-recolectores. Si bien podríamos retroceder aún más (¡piense en Egipto!), ¡Creo que aquí es donde una dieta basada en plantas se vuelve más relevante!

Caza y recolección

Durante este tiempo específico de la historia humana, el período de tiempo del cazador-recolector es donde encontramos las primeras evidencias de la caza. Si bien tenemos una larga historia de consumo de carne, este es un punto en el tiempo en el que el consumo de carne era muy limitado. Por supuesto, el hecho de que los humanos coman carne no significa que seamos carnívoros; de hecho, la forma en que estamos construidos nos dice lo contrario. Sí, podemos consumir carne, pero los humanos son considerados omnívoros más o menos. Esto se puede saber por el diseño de nuestra mandíbula, las velocidades de marcha, el tracto alimentario y el hecho de que no tenemos garras en los dedos. Dicho esto, la historia también nos dice que somos omnívoros por naturaleza; sin embargo, la evolución de nuestros cerebros humanos nos lleva a convertirnos en cazadores para poder sobrevivir.

La necesidad de cazar no surgió hasta que nuestros antepasados dejaron las regiones tropicales. Fue en otros lugares donde comenzó a tener un efecto sobre la disponibilidad de los alimentos de origen vegetal. En lugar de soportar el invierno con cantidades limitadas de comida, ¡tuvimos que adaptarnos! Por supuesto, a partir del hambre, la carne animal se vuelve mucho más atractiva. A principios de los tiempos, nuestros antepasados no tenían una tienda de comestibles solo para pasar y comprar lo que necesitaban. En lugar de ello, aprovecharon la oportunidad de cazar y recolectar para mantenerse con vida.

Agricultura

Con el tiempo, ¡nos alejamos de la caza y la recolección y empezamos a convertirnos en agricultores! Aunque esta línea de tiempo es un poco difícil y la historia de la agricultura comenzó en diferentes puntos en diferentes partes del mundo, todo lo que importa es que en algún momento; los animales comenzaron a ser domesticados y los productos lácteos, huevos y carne se hicieron fácilmente disponibles. ¡Una vez que esto comenzó, los humanos ya no necesitaban cazar ni recolectar porque los granjeros nos proporcionaban todo lo que podíamos desear!

Dicho esto, aunque la cosecha de frutas y verduras puede variar según la temporada, los animales siempre están disponibles para el sacrificio o los productos de origen animal. Además de este beneficio, los productos animales añadieron sabor a la comida, variedad al plato y proporcionaron una cantidad suficiente de grasa para ayudar a la gente a sobrevivir. Aunque los humanos aprendieron a adaptarse a comer carne de animal, esto no significa que sea mejor para nuestra salud. De hecho, aprenderá que sucedió todo lo contrario. A través de la ciencia moderna, se encontró que a medida que los individuos comen más alimentos de origen vegetal, su riesgo de enfermedad y obesidad disminuye.

Hay muchos ejemplos diferentes de una dieta basada en plantas a través de la historia junto con los estilos de vida veganos y vegetarianos. Como usted aprenderá dentro de poco, hay algunas diferencias entre los tres que serán importantes para que usted entienda mientras escoge este estilo de vida. Por ahora, repasaremos los principios básicos de una dieta basada en plantas para que pueda decidir si esta es la mejor opción para usted. Una vez que lo haya averiguado, podemos repasar los diferentes tipos de una dieta basada en plantas y las diferencias entre ellos. Recuerde que no hay una sola manera de hacer algo bien. Todos somos individuos únicos con diferentes objetivos en mente. Al final del día, no importa lo que piense su cónyuge o su madre. Si siente que algo es mejor para usted ¡adelante!

Conceptos básicos de una dieta basada en plantas

Una dieta a base de plantas es mucho más que lo que usted come; se trata de crear un estilo de vida más saludable en general. Mientras que las dietas basadas en plantas tienen un gran rango dependiendo de sus metas, hay algunos principios básicos que usted seguirá sin importar la versión que decida.

En primer lugar, se hará hincapié en los alimentos mínimamente procesados. Esto significa que, si su comida tiene una etiqueta que incluye ingredientes que no puede pronunciar, lo más probable es que no esté permitida en su dieta basada en plantas. En lugar de alimentos muy procesados, ahora consumirá alimentos enteros que beneficiarán su salud en lugar de hacerla sufrir o empeorar. Además de esto, también limitará o evitará totalmente los productos animales.

¡Diga adiós a sus Nuggets de pollo y hola a los granos enteros, nueces, legumbres, frutas y deliciosas verduras! Todos estos alimentos constituirán la mayoría de su dieta. En el tercer capítulo, profundizaremos en los alimentos que usted disfrutará y en los que evitará mientras siga una dieta basada en plantas. ¡Se sorprenderá al saber lo delicioso que puede ser comer a base de plantas! ¡Me aseguré de incluir algunas de mis recetas favoritas y saludables para ayudarlo a empezar! Desafortunadamente, existe un concepto erróneo común de que los alimentos enteros son insípidos en su sabor. Mientras se usen las especias correctas, ¡eso nunca será un problema!

En una dieta basada en plantas, usted querrá utilizar cada oportunidad para alimentar su cuerpo adecuadamente. Debido a este concepto, usted tendrá que aprender a prestar más atención a la calidad de sus alimentos. Dicho esto, una dieta basada en plantas promueve el consumo de alimentos que son orgánicos y que se han obtenido localmente siempre que sea posible. Aunque es un poco más difícil, a la larga valdrá la pena. Todo lo que tienes que preguntarte es si prefieres que tu dinero se destine a alimentar tu cuerpo de la manera más saludable posible o a una factura médica porque no te has cuidado adecuadamente en primer lugar.

Vegano vs. Vegetariano vs. Basado en plantas

Como se puede ver en los conceptos básicos de la dieta basada en plantas, a menudo se confunde con la vegana y la vegetariana. Por supuesto, hay algunas similitudes; también hay algunas diferencias que debe tener en cuenta antes de decidir cualquier estilo de vida. A continuación, ¡repasaremos cada estilo de vida para que pueda decidir qué versión es la mejor para usted!

Vegetarianismo

Para la mayoría de las personas, convertirse en vegetariano es un primer paso fácil. Mientras que algunos individuos se hacen vegetarianos por motivos de salud, otros lo hacen por razones éticas y medioambientales. Ser vegetariano significa simplemente que no consumes carne. Esto significa que no hay pescado, ni cerdo, ni carne, ni pollo. Si bien algunas personas todavía consumen pescado (pescadores), cabe señalar que los peces son en realidad animales.

La buena noticia es que, con el simple hecho de cortar la carne, los individuos experimentan beneficios para la salud con este simple cambio. Cuando se corta la carne de la dieta, a menudo se reemplaza por granos, verduras y frutas. Por lo general, menos carne también significa menos azúcares y aceites añadidos. Esto es beneficioso ya que los alimentos de alto índice glicémico aumentan el riesgo de obesidad, diabetes y enfermedades cardíacas.

Veganismo

A continuación, tenemos el veganismo, que es básicamente un vegetariano extremo. Al convertirse en vegano, los individuos toman la decisión ética de excluir cualquier producto que explote a los animales para cualquier propósito, incluyendo ropa y alimentos. Por estas razones, los veganos tienen una dieta muy estricta que no incorpora ningún producto animal. Algunos de estos incluyen miel, huevos, productos lácteos e incluso gelatina. Incluso hay algunos vegetarianos extremos que eliminan el alcohol debido a que se procesa a través de vidrio de resina (vejigas de pescado) o azúcares refinados que se procesan con carbón de huesos.

Al igual que con los vegetarianos, el veganismo tiene algunos beneficios maravillosos para la salud. Los vegetarianos comen una amplia variedad de alimentos vegetales, incluyendo verduras, frutas, semillas, nueces, granos y frijoles. Si bien estas son todas las opciones, los veganos aún pueden consumir quesos vegetales, leches vegetales, cereales, galletas saladas y más. Te sorprenderá saber qué pueden seguir consumiendo los veganos sin sentirte alejado de la dieta SAD. De hecho, ¡muchas de las cadenas de comida rápida que discutimos anteriormente tienen opciones veganas!

A base de plantas

Finalmente, ¡llegamos a la parte buena! ¡Basado en plantas es exactamente lo que usted piensa que es! Esta dieta se basa en las plantas. Puede ser vegano y tener una dieta a base de plantas. ¡Puede consumir una pequeña cantidad de carne y TODAVÍA estar en una dieta basada en plantas! El punto es que la mayoría masiva de sus fuentes de alimentos deben provenir de plantas.

Mientras siga una dieta basada en plantas, querrá pasar la mayor parte de sus días evitando los productos animales. Cuando se decide consumir un producto animal, se sugiere que se utilice como guarnición en lugar del plato principal. ¡A menudo, usted verá una dieta basada en plantas que se conoce como una dieta basada en plantas de alimentos enteros porque eso es exactamente lo que es! Su dieta basada en plantas se centra en la salud y el bienestar en lugar de en la ética o el medio ambiente, ¡aunque usted también obtiene esos beneficios de la dieta!

El tema de la confusión entre los vegetarianos y los veganos es que los veganos se molestan por los individuos que se llaman a sí mismos veganos, ¡especialmente cuando usan productos no veganos y dan mala reputación a los veganos! A base de plantas significa que usted comerá alimentos enteros. Pero ¿qué diablos son los alimentos integrales? ¿No es eso una tienda de comestibles? Sí; es una tienda de comestibles, pero también es el alimento que usted comerá en una dieta basada en plantas. Básicamente, esto solo significa que usted comerá alimentos que están en su forma natural.

Como puede ver, hay algunas similitudes y diferencias entre ser vegano, vegetariano y ser de origen vegetal. Si estás buscando una dieta por razones éticas, vegano y vegetariano son el camino por seguir. Si usted está buscando una dieta que beneficie su salud, beneficie a los animales y beneficie al medio ambiente, ¡salude a una dieta basada en plantas! Teniendo esto en cuenta, es hora de repasar las diferentes versiones de una dieta basada en plantas. Al tener la información que necesita, ¡puede tomar la decisión que mejor se adapte a sus necesidades de salud!

Diferentes dietas a base de plantas

Usted puede pensar que empezar una dieta basada en plantas es bastante simple (comer plantas, hecho) pero probablemente hay diferentes tipos de dietas de las que usted nunca ha oído hablar. De hecho, ¡parece que hay tantas dietas basadas en plantas como dietas no basadas en plantas! Ya sea que quiera enfocarse en reducir ciertos alimentos, los niveles de alimentos procesados o la proporción de macronutrientes; ¡hay una dieta para casi todas las personas que existen! ¡Lo único en lo que se puede estar de acuerdo es que los alimentos vegetales son los mejores para la salud! La mejor parte es que cada dieta tiene la capacidad de ser ajustada y cambiada para adaptarse al estilo de vida de cualquier persona. A medida que aprenda sobre cada versión, siéntase libre de tomar los conceptos y hacerlos suyos para que se ajusten a su estilo de vida específico.

Como pronto descubrirá, hay ventajas y desventajas de cada dieta basada en plantas. Antes de continuar, te invito a recordar tu por qué otra vez. ¿Estás aquí para perder peso? ¿Enfermedad inversa? ¿Prevenir la enfermedad en primer lugar? ¡Quiero que mantenga su por qué en mente mientras avanzamos y recuerde que debe elegir lo que es mejor para usted y olvidarse de lo que los demás piensen de ello!

Alimentos enteros a base de plantas

Si usted es un principiante con una dieta a base de plantas, este es típicamente un excelente lugar para empezar. Esta dieta consiste en comer exclusivamente plantas. Esto significa que usted consumirá alimentos tan poco procesados como sea posible. Dicho esto, nunca necesitará contar una caloría o prestar atención a sus macronutrientes mientras sigue una dieta basada en plantas. Como las plantas son la mayor parte de su dieta, encontrará que estos alimentos contienen fibra y son muy densos en nutrientes; ¡esto significa que se llenará antes de que tenga la oportunidad de consumir demasiadas calorías!

Alimentos enfocados:

- Verduras crudas y cocidas
- Nueces y semillas
- Frutas enteras
- TODAS las legumbres
- Granos enteros no procesados

La solución del almidón

Si eres como yo, probablemente se le abrieron los ojos al pensar en consumir más almidón. Esta dieta a base de plantas es un programa muy exitoso iniciado por el Dr. John McDougall. Esta dieta se basa en el almidón junto con porciones saludables de verduras y frutas. El enfoque de McDougall se centraba en cómo las generaciones mayores prosperaban con una dieta basada en el almidón mientras que sus hijos y nietos se enfermaban y engordaban más con los productos animales. Si usted tiene problemas de salud que cree que son causados por su dieta (piense en los aceites y productos animales) este programa se basa en alimentar el cuerpo adecuadamente para ayudar al cuerpo a prosperar y curarse a sí mismo.

Alimentos enfocados:

- Papas
- Almidones (Mijo, Quinua, Cebada, Trigo, Arroz, Maíz)
- Verduras (sin almidón y con almidón)
- Frutas (porciones limitadas - 3 por día)
- Nueces y semillas (Desanimado o limitado)

Nutricional

Esto también se conoce como la dieta "comer para vivir", inventada por el Dr. Joel Fuhrman. Fuhrman quería crear una dieta que fuera óptima para los humanos y a la vez densa en nutrientes. Mientras que en esta dieta se recomienda comer una gran mayoría de verduras, los productos animales se añaden después de unas pocas semanas de seguir estrictamente la dieta nutritiva. A diferencia de la solución de almidón, está limitada en esta dieta. Si tiene un sistema digestivo débil, esta no será la mejor opción para usted. Uno de los principales conceptos de esta dieta es G.B.O.M.B.S. Esto significa que los individuos en esta dieta comerán verduras, frijoles, cebollas, hongos, múltiples tipos de bayas y semillas. Si está buscando adelgazar, esta dieta no contiene aceite y es baja en sal y podría beneficiarle enormemente.

Alimentos enfocados:

- Nueces y semillas
- Hongos
- Cebollas y Ajos
- Fruta fresca
- Verduras verdes
- Frijoles

Dieta Vegana Cruda Baja en Grasa

Lo más probable es que usted haya oído hablar de esta versión de una dieta basada en alimentos integrales y plantas. Por lo general, se conoce como la dieta 80/10/10, donde se pide a las personas que se concentren en comer frutas orgánicas frescas que estén maduras y enteras junto con semillas, nueces y algunas verduras de hoja verde. La popularidad de esta dieta se disparó gracias a los YouTuber, que eran vegetarianos apasionados. Si usted vive en un clima más cálido, esta puede ser la dieta basada en plantas perfecta para usted, ya que lo más probable es que tenga una mayor selección de frutas maduras en cualquier momento.

Alimentos enfocados:

- Semillas y frutos secos crudos
- Verduras de hoja verde
- Frutas saladas
- Todos los tipos de frutas frescas

Dieta sin SOS

Otra dieta popular basada en plantas sería la dieta sin SOS. En este caso, SOS significa azúcar, aceite y sal. Si usted lucha con los atracones o el exceso de comida, ¡esta podría ser la opción perfecta para usted! Se trata de una dieta basada en plantas que elimina tres estimulantes principales de su dieta promedio. Cuando se les agrega sal y azúcar a nuestros alimentos, es más fácil comerlos porque son mucho más sabrosos. Estos tres estimulantes, conocidos como "La trampa del placer", demuestran que las personas disfrutan de obtener placer sin tener que trabajar duro para ello. Eventualmente, esto puede llevar a la adicción para algunas personas. Aunque puede parecer un poco extremo, es una buena opción para aquellos que típicamente se exceden con sus comidas.

Alimentos enfocados:

- Frijoles y Lentejas
- Granos enteros
- Verduras
- Frutas
- Pequeñas porciones de semillas y frutos secos

Almidón entero bajo en grasa

Esto es muy parecido a la versión de solución de almidón de una dieta a base de plantas con algunos ajustes diferentes. Si está buscando perder peso mientras sigue una dieta basada en plantas, ¡esta podría ser la opción perfecta para usted! Esta versión de la dieta es alta en carbohidratos, pero baja en grasas. El problema que muchas personas parecen tener en una dieta basada en plantas es el reemplazo de las carnes por comida chatarra procesada. En cambio, a las personas que siguen una dieta completa de almidón y baja en grasas se les pide que se llenen de almidones en todas sus comidas. A continuación, se eliminan los alimentos y aceites refinados y se limita la sal y los azúcares simples. Por lo general, esta forma de comer se debe seguir durante la semana y se vuelve mucho más relajada los fines de semana. Este tipo de dieta basada en plantas es atractiva para los veganos que provienen de una versión más restrictiva de la dieta.

Alimentos enfocados:

- Verduras
- Fruta para el desayuno
- Legumbres
- Papas
- Arroz integral
- Maíz
- Quinua
- Calabaza

Dieta de motor 2

Mientras que yo podría seguir y hablar sobre las diferentes y maravillosas versiones de la dieta a base de plantas, terminaremos este capítulo sobre la dieta del motor 2. Si está buscando perder peso y mejorar su salud en general, esta será la dieta basada en plantas para usted. Al seguir este programa específico, los individuos pudieron perder peso, reducir su colesterol y convertirse en versiones muy saludables de sí mismos. El enfoque principal aquí es en los alimentos de origen vegetal y en mantener el consumo de grasa bajo. Todos los aceites y productos animales están excluidos de la dieta de Motor 2, pero los azúcares refinados y el sodio se permiten en porciones muy limitadas.

Alimentos enfocados:

- Nueces y semillas
- Mantequilla de nuez
- Frutas y frutos secos
- Verduras verdes
- Legumbres
- Granos enteros

En este punto, ¡su cabeza debe estar confundida! Comenzar una dieta a base de plantas puede parecer abrumador al principio, pero prometo que, con la información correcta proporcionada, ¡estará listo para comenzar en poco tiempo! Si eres como yo, probablemente sea confuso comenzar esta forma de vida, ya que nos han enseñado toda nuestra vida sobre el "papel vital" que los productos animales tienen en nuestra vida y dieta. Es más que probable, usted se está preguntando cómo va a reemplazar estos nutrientes que normalmente recibe de productos lácteos, huevos, y carne.

¡Ahora mismo, no quiero que se preocupe por eso! Al comenzar su nuevo estilo de vida, no hay necesidad de estresarse por cambiar todo en un día. En cada una de las comidas, usted tendrá la decisión de elegir qué alimentos son los mejores para usted. ¿Va a cometer un error? ¡Absolutamente! ¿Está bien así? ¡Sí! El punto principal es que ahora está tomando la decisión consciente de mejorar su salud. Con el tiempo y la práctica, aprenderá a equilibrar su estilo de vida a su gusto.

En el próximo capítulo, comenzaremos a repasar los increíbles beneficios que una dieta basada en plantas puede traer a su vida. Ya sea que esté haciendo esto por la pérdida de peso, los beneficios para la salud, los beneficios del estilo de vida o por el impacto ambiental; prepárese para que lo convenzan de comenzar una dieta basada en plantas hoy mismo. ¡Espero que esté listo para mejorar su vida porque eso es exactamente lo que sucederá cuando empiece a alimentar su cuerpo apropiadamente!

Capítulo dos: Beneficios de una dieta basada en plantas

Aunque empezar una dieta a base de plantas es una excelente idea y tiene muchos beneficios maravillosos, seamos honestos, usted está aquí principalmente para beneficiarse a sí mismo. ¡No estoy aquí para juzgar! ¡Es fantástico que decida ponerse a usted y a su salud en primer lugar! Se merece ser la mejor versión de usted mismo, con un poco de trabajo de campo, ¡estará allí en poco tiempo!

Para algunas personas, una dieta basada en plantas es solo otra dieta de moda. Hay tantas dietas en el mercado ahora mismo, ¿por qué es diferente la de base vegetal? Ya sea que esté buscando perder peso, revertir una enfermedad o simplemente amar a los animales; ¡la dieta basada en plantas puede ayudarle de varias maneras! Con esta dieta, usted se volverá saludable por dentro y por fuera.

Una dieta basada en plantas es mucho más que comer frutas y verduras. Este es un estilo de vida en el que se le anima a viajar a una mejor versión de sí mismo. A medida que mejore sus hábitos alimenticios, ¡necesitará tener algo que ver con toda su nueva energía encontrada! ¡Es hora de ganar control sobre sus hábitos alimenticios y averiguar cómo la comida realmente afecta a nuestra vida diaria! A continuación, encontrará los increíbles beneficios que una dieta basada en plantas tiene para ofrecerle.

Razón número uno: Reduzca su colesterol

Permítame comenzar haciéndole una pregunta; ¿cuánto cree que un huevo afecta a su colesterol? ¡Un huevo al día podría aumentar su colesterol dietético de 97 a 418 mg en un solo día! Se hizo un estudio sobre diecisiete estudiantes universitarios lacto-vegetarianos. Durante este estudio, se pidió a los estudiantes que consumieran 400kcal en los alimentos de prueba junto con un huevo grande durante tres semanas. Durante este tiempo, su colesterol dietético aumentó a estos números. Para ponerlo en perspectiva, 200 a 239 mg/dL se considera que está al límite de la altura.

La siguiente pregunta que debería hacerse es ¿qué se considera una cantidad saludable de colesterol? ¡La respuesta es nada! No hay una ingesta tolerable de grasas trans, grasas saturadas ni colesterol. Todos estos (que se encuentran en los productos de origen animal) elevan el colesterol LDL. Afortunadamente, una dieta basada en plantas puede reducir drásticamente sus niveles de colesterol. Al hacer esto, usted estará disminuyendo su riesgo de enfermedad que típicamente está relacionada con los niveles altos de colesterol. ¡La buena noticia aquí es que su cuerpo produce el colesterol que usted necesita! No hay necesidad de "obtenerlo" de otras fuentes.

Razón número dos: Antioxidantes saludables

Desde hace poco tiempo, se ha producido un impulso con productos que demuestran ser increíblemente saludables debido a que contienen antioxidantes. Estos son fantásticos ya que los antioxidantes ayudan a prevenir la circulación de las grasas oxidadas que se están acumulando en el torrente sanguíneo. A medida que usted consume más antioxidantes de manera natural en su dieta basada en plantas, esto puede ayudar a reducir la inflamación, bajar su presión arterial, prevenir coágulos sanguíneos y disminuir cualquier rigidez arterial que usted pueda tener.

Para ponerlo en perspectiva, una planta puede contener unas sesenta y cuatro veces más antioxidantes en comparación con productos animales como la carne. En el capítulo siguiente, usted aprenderá más sobre los alimentos que contienen antioxidantes y cómo incorporarlos a su dieta. La buena noticia es que estos alimentos son saludables, naturales y deliciosos, ¡todo al mismo tiempo!

Razón número tres: Alta ingesta de fibra

Al comenzar una dieta basada en plantas, usted obtendrá más fibra en su dieta de manera natural. Le sorprenderá saber que, en promedio, ¡alrededor del noventa por ciento de los estadounidenses no reciben la cantidad adecuada de fibra! Estas son malas noticias para la mayoría de las personas ya que la fibra tiene algunos beneficios muy buenos. Se ha demostrado que la fibra reduce el <u>riesgo</u> de derrames cerebrales, obesidad, enfermedades cardíacas, diabetes, cáncer de mama y el <u>riesgo</u> de cáncer de colon! Además de estos beneficios, la fibra también ayuda a controlar los niveles de azúcar en la sangre y los niveles de colesterol.

Razón número cuatro: Beneficios del asma

Según los <u>Centros para el Control y la Prevención de Enfermedades</u>, alrededor del diez por ciento de los niños en 2009 tienen asma. Esto significa que, en el 2009, más niños que adultos tuvieron el riesgo de tener un ataque de asma. El asma se define como una enfermedad inflamatoria. La pregunta es, ¿qué está causando el aumento del asma? Lo has adivinado; ¡está todo en la dieta! De acuerdo con un <u>estudio,</u> tanto los huevos como las bebidas endulzadas se han relacionado con el asma. Por otro lado, tanto las frutas como las verduras parecen tener un efecto positivo en la reducción del asma en los niños que comen al menos dos porciones de verduras al día. De hecho, ¡el riesgo de sufrir un ataque de asma alérgico se redujo en un cincuenta por ciento!

Razón número cinco: Reducir el riesgo de cáncer de mama

Aunque puede ser difícil señalar el desarrollo del cáncer de mama, parece que hay tres pasos para crear un estilo de vida más saludable para reducir su riesgo de desarrollarlo en primer lugar. Primero, usted querrá mantener un peso corporal normal. Afortunadamente, esto se puede lograr consumiendo una dieta basada en plantas. Además de comer sus frutas y verduras, también querrá limitar su consumo de alcohol. Al hacer esto, las personas han sido capaces de reducir <u>su riesgo</u> de desarrollar cáncer de mama en un sesenta por ciento! Para poner esto en perspectiva, los consumidores de carne tienen un <u>riesgo</u> setenta y cuatro por ciento mayor de desarrollar cáncer de mama en comparación con los que comen más verduras. No estoy seguro de usted, pero eso no me parece que valga la pena.

Razón número seis: Reducir el desarrollo de cálculos renales

¿Sabía usted que al comer una lata extra de atún al día puede aumentar su <u>riesgo</u> de formar un cálculo de calcio en su tracto urinario en un enorme doscientos cincuenta por ciento? El riesgo se calcula estudiando la probabilidad relativa de formar una piedra cuando se ingiere una alta proteína animal. La teoría detrás de esto es que la orina necesita ser más alcalina si usted quiere reducir su riesgo de desarrollar cálculos. Cuando se consume la carne, ésta produce ácido en el cuerpo. Por otro lado, tanto los frijoles como las verduras reducen el ácido en el cuerpo, lo que lleva a un menor riesgo de desarrollar cálculos renales; ¡increíble!

Razón número siete: Revertir y prevenir la presión arterial alta y las enfermedades cardíacas

Desafortunadamente, uno de cada tres estadounidenses tiene presión arterial alta. Los estudios han demostrado que a medida que una dieta se convierte en una dieta basada en plantas, esto otorga la capacidad de disminuir la tasa de hipertensión. De hecho, ¡hay un descenso del <u>setenta y cinco</u> por ciento entre un omnívoro y un vegano! Parece que una dieta vegetariana establece una especie de protección contra los factores de riesgo cardio metabólicos, las enfermedades cardiovasculares, así como la mortalidad total general. Cuando se comparan con una *dieta lacto-ovo-vegetariana*, las dietas a base de plantas parecen tener también protección contra la mortalidad cardiovascular, la diabetes tipo 2, la hipertensión, así como la obesidad. Esta es una noticia fantástica, especialmente cuando usted se inclina por el hecho de que solo tres porciones de alimentos integrales parecen reducir significativamente el <u>riesgo</u> de enfermedades cardiovasculares en personas de mediana edad.

¡Este es el mismo beneficio que un medicamento para reducir los síntomas puede darle!

Razón número ocho: Controlar y prevenir el cáncer

Para empezar esta pequeña sección, les informaré que la grasa de los animales está frecuentemente asociada con el <u>riesgo</u> de desarrollar cáncer de páncreas. De hecho, por cada cincuenta gramos de pollo consumidos diariamente, ¡su riesgo de desarrollar cáncer de páncreas aumenta en un setenta y dos por ciento! En este momento, el cáncer de páncreas es el cuarto cáncer más común que causa la muerte en el mundo. ¡Es bastante simple de evitar si simplemente cambias su carne por frijoles!

En el otro extremo del escenario, parece que al consumir 70g de más frijoles al día se puede reducir el <u>riesgo</u> de desarrollar cáncer de colon en un setenta y cinco por ciento. Esto puede deberse a la IP (6) que se encuentra en el cereal y los frijoles. Parece que esto juega un papel importante en el control del crecimiento del tumor, la metástasis y la prevención del cáncer. Además de estos beneficios, la IP (6) en general parece mejorar el sistema inmunológico, reducir el colesterol sérico elevado, prevenir la calcificación y los cálculos renales, así como reducir la actividad patológica de las plaquetas dentro del cuerpo. ¡Eso parece bastante ingenioso para comer solo unos pocos frijoles más y menos carne!

Razón número nueve: Disminuir la resistencia a la insulina

Nuestros cuerpos son máquinas muy delicadas. Cuando la grasa comienza a acumularse en las células musculares, esto interfiere con la insulina. Cuando se produce esta acumulación, la insulina en el cuerpo es incapaz de sacar el azúcar del sistema sanguíneo que su cuerpo necesita para la energía. Desafortunadamente, el alto consumo de azúcar hace que esta situación sea aún peor y puede obstruir sus arterias por completo. Cuando usted elimina la carne de la dieta, esto significa que tendrá menos grasa en sus músculos. Al disminuir estos niveles, ¡podrá evitar la resistencia a la insulina en primer lugar!

Razón número diez: Revertir y prevenir la diabetes

Voy a empezar con las malas noticias. En este momento, la diabetes es la causa de 750.000 muertes cada año. Desde 1990, el número de individuos en los Estados Unidos diagnosticados con diabetes se ha triplicado a más de veinte millones de personas. Dentro de este rango, usted tiene ciento treinta y dos mil niños menores de dieciocho años que sufren de diabetes. En 2014, cincuenta y dos mil personas fueron diagnosticadas con enfermedad renal en edad terminal debido a la diabetes. En total, los Estados Unidos gastaron un total de doscientos cuarenta y cinco mil millones de dólares en costos directos para diagnosticar a los individuos con diabetes. Si estos números le parecen abrumadores, tengo buenas noticias; la dieta basada en plantas puede ayudar con este problema. A medida que usted aprende a incorporar más verduras en su dieta, el <u>riesgo</u> de desarrollar hipertensión y diabetes disminuye en aproximadamente un setenta y ocho por ciento.

Razón número once: Control de la obesidad y pérdida de peso

En un <u>estudio realizado</u> en varios grupos de dieta, se demostró que los frijoles típicamente tienen un índice de masa más bajo en comparación con otros individuos. También se demostró que estas personas eran menos propensas a la obesidad cuando se las comparó con los vegetarianos y los no vegetarianos. Esto puede deberse al hecho de que los individuos con base en las plantas tienen un menor consumo de animales y un mayor consumo de fibra. Cuando usted reduce su ingesta calórica para perder peso a un nivel no saludable, esto tiene la capacidad de conducir a mecanismos de afrontamiento no saludables como la bulimia y la anorexia. A medida que aprenda a seguir una dieta a base de plantas, se irá llenando de alimentos saludables como verduras, frutas, nueces y granos integrales. En ningún momento de esta dieta debería estar muriendo de hambre o desearía poder comer más. Todos los alimentos que consumirá generalmente son bajos en grasa y ayudarán a perder peso.

Razón número doce: Huesos más sanos

Una de las ideas erróneas comunes en torno a una dieta basada en plantas es que debido al hecho de que ya no beberá leche de vaca, le faltará el calcio que sus huesos necesitan para fortalecerse. Aunque más adelante lo veremos más a fondo, todo lo que necesitan saber ahora es que simplemente no es verdad. Mientras esté en una dieta basada en plantas, usted recibirá muchos nutrientes esenciales como la vitamina K, magnesio y potasio; todos los cuales mejoran la salud de los huesos.

Una dieta basada en plantas ayuda a mantener una relación ácido-base que es muy importante para la salud de los huesos. Mientras se sigue una dieta ácida, esto ayuda a la pérdida de calcio durante la micción. Como has aprendido antes, cuanta más carne consumas, más ácido se vuelve tu cuerpo. Afortunadamente, las frutas y verduras tienen un alto contenido de magnesio y potasio, lo que proporciona alcalinidad en su dieta. Esto significa que, a través de la dieta, usted será capaz de reducir la reabsorción ósea.

En la misma línea, las verduras de hoja verde están llenas de vitamina K que usted necesita para sus huesos. Los estudios han demostrado que con una cantidad adecuada de vitamina K en la dieta, esto puede ayudar a reducir el riesgo de fracturas de cadera. Junto con estos estudios, la investigación también ha demostrado que los productos de soja que tienen isoflavonas también tienen un efecto positivo en la salud ósea de las mujeres posmenopáusicas. Al tener una cantidad adecuada de isoflavonas, esto ayuda a mejorar la densidad mineral ósea, reducir la resorción ósea y ayuda a mejorar la formación ósea en general. En general, una menor pérdida de calcio conduce a la reducción del riesgo de osteoporosis, ¡incluso cuando el consumo de calcio es bajo!

Razón número trece: Hágalo por los animales

Independientemente de que usted se esté cambiando a una dieta basada en plantas por razones distintas a la salud, nunca está de más ser amable y compasivo con otros seres sensibles. A fin de cuentas, perdonar la vida de alguien va a ser lo correcto, especialmente cuando nunca pidió ser traído a este mundo en primer lugar. Desafortunadamente, esta es la razón principal de la industria láctea y cárnica. Con toda honestidad, no hay nada de humano en quitar vidas o en la cría de animales.

Por supuesto, esto va más allá de los productos cárnicos. También hay problemas importantes con la industria de los huevos y los productos lácteos, donde las vacas lecheras se impregnan a la fuerza y luego se les quitan los terneros para poder robarles la leche. Estos animales tienen sentimientos y emociones al igual que nosotros, ¿qué nos da el derecho de usarlos por su valor y luego tirarlos como basura cuando ya no nos sirven? Hágales un favor a los animales y come más plantas, será mejor para tu conciencia.

En esta misma línea, nunca se sabe lo que va a venir con sus productos animales. Hay una gran cantidad de toxinas, dioxinas, hormonas, antibióticos y bacterias que pueden causar algunos problemas graves de salud. De hecho, hay un porcentaje muy alto de carne animal que está contaminada con bacterias peligrosas como E- coli, listeria y Campylobacter. Todo esto es difícil de encontrar en algún momento porque estas bacterias viven en la carne, las heces y el tracto intestinal de los animales.

Dado que las bacterias son difíciles de encontrar y matar, esto eventualmente puede causar intoxicación alimentaria. Cada año, el Departamento de Agricultura de los Estados Unidos (USDA) ha reportado que la carne de animales causa alrededor del setenta por ciento de las intoxicaciones alimentarias por año. Esto significa que hay alrededor de setenta y cinco millones de casos de intoxicación alimentaria al año, de los cuales cinco mil resultan en muerte.

Razón número catorce: Hágalo por el medio ambiente

Nos dieron este planeta para vivir, y deberíamos estar haciendo todo lo que esté a nuestro alcance para ayudar a protegerlo. Durante estos tiempos difíciles, parece que la mitad de la población cree en el cambio climático mientras que la otra mitad lo considera una noticia falsa. Como comedores de plantas, es nuestro deber hacer nuestra parte para salvar el medio ambiente. Desafortunadamente, la industria cárnica y agrícola va a ser una bestia difícil de derribar. Dependiendo de la fuente, se ha demostrado que la industria cárnica está detrás de entre el dieciocho y el cincuenta y un por ciento de la contaminación provocada por el hombre. Esto pone a la industria agrícola por delante del transporte cuando se trata de la contribución de la contaminación al efecto invernadero. En una libra de carne de hamburguesa que usted está consumiendo, esto equivale a unos setenta y cinco kg de emisión de CO_2. ¿Sabe qué es lo que produce tanta emisión de CO_2? ¡Tres semanas después de usar su auto! Haga su parte, coma más plantas y salve el planeta.

Razón número quince: Mejore su estado de ánimo

Cuando usted está haciendo un impacto en salvar a los animales y salvar el medio ambiente, ¡no es una sorpresa que su estado de ánimo mejore! A medida que empiece a reducir los productos animales, se abstendrá de las hormonas de estrés que esos animales están produciendo mientras van camino al matadero. Este factor por sí solo tendrá un gran impacto en la estabilidad de su estado de ánimo. Al comer plantas, esto ayuda a los individuos a bajar sus niveles de fatiga, hostilidad, ira, depresión, ansiedad y tensión general. El aumento del estado de ánimo puede deberse a los antioxidantes mencionados anteriormente en este capítulo.

Además de estos beneficios añadidos, parece que los alimentos ricos en carbohidratos como el pan de centeno, la avena cortada en acero y el arroz integral parecen tener un efecto positivo en los niveles de serotonina en el cerebro. La serotonina es muy importante para controlar el estado de ánimo, por lo que una dieta a base de plantas puede ayudar a tratar los síntomas que a menudo se asocian con la depresión y la ansiedad.

Razón número dieciséis: Mejoras en la piel y la digestión

¡Le sorprenderá saber que la piel y la digestión están realmente conectadas! Si usted sufre de piel con tendencia al acné, los lácteos pueden ser los culpables de este problema. Si tiene un acné fuerte, pruebe una dieta a base de plantas. A medida que consuma más frutas y verduras, irá eliminando los alimentos grasos como los aceites y los productos animales que pueden estar causando el acné en primer lugar. Además, las frutas y verduras suelen ser ricas en agua y pueden proporcionarle altos niveles de minerales y vitaminas. Al consumir más fibra en su dieta, esto ayuda a eliminar las toxinas en su cuerpo y a estimular la digestión. ¡Cuando esto ocurra, podría desaparecer su acné!

Razón número diecisiete: Mejorar la condición física general

Sucederán cosas asombrosas a medida que pierda peso y se limpie de adentro hacia afuera. Cuando las personas comienzan por primera vez una dieta basada en plantas, existe la idea errónea de que la falta de productos animales significa una falta de masa muscular y energía. Afortunadamente, lo contrario es cierto. Parece que tanto la carne como los lácteos son más difíciles de digerir. Cuando estos productos son más difíciles de digerir, esto significa que se necesita más energía para hacerlo. A medida que consuma más frutas y verduras en una dieta basada en plantas, se sorprenderá de cuánta energía y fuerza adicional desarrollará.

Además de estos beneficios, una dieta a base de plantas le proporciona muchas proteínas de gran calidad si está buscando construir masa muscular. Al comer legumbres, nueces, semillas, verduras verdes y granos enteros, fácilmente estará consumiendo los cuarenta o cincuenta gramos de proteína por día que se recomiendan. Por supuesto, este número variará, pero dependiendo de sus objetivos, usted podrá consumir fácilmente muchas proteínas en una dieta basada en plantas.

Razón número dieciocho: Es tan fácil

Cuando usted comienza una dieta basada en plantas, solo debe esperar que sus amigos y familiares duden de sus elecciones de vida. Se sorprenderá al saber lo fácil que es vivir con plantas en la era moderna. Solo en la tienda de comestibles, hay increíbles opciones a base de plantas para usted y su familia. Hay muchas opciones de leche de origen vegetal, helados, carnes simuladas y más. De hecho, ¡se espera que las ventas alternativas en el mercado sean de unos cinco mil millones de dólares cada una para el año 2020! Junto con los supermercados, más restaurantes están eligiendo ofrecer también opciones basadas en plantas. Ahora, ya no está obligado a cocinar en casa si desea vivir este estilo de vida. Con cada día que pasa, convertirse en una persona basada en las plantas es mucho más fácil en comparación con épocas anteriores.

Además de ser más fácil, también es una opción económica. A medida que reduce sus opciones de alimentos a frutas, verduras, semillas, nueces, frijoles y granos de temporada, ¡puede que se sorprenda al saber cuánto reducirá sus gastos mensuales en alimentos! ¡Una de las mejores partes de los alimentos integrales es que se pueden comprar al por mayor! Cuando usted compra sus alimentos de esta manera, estará gastando menos en un día y menos en comer fuera. Afortunadamente, hay muchas opciones para comer plantas basadas en una dieta. Iremos más a fondo más adelante en el libro, ¡asegúrate de quedarte!

Posibles efectos secundarios veganos

Al igual que con cualquier elección que hagamos en nuestras vidas; siempre habrá beneficios y desventajas. No quiero que ingrese a un estilo de vida basado en las plantas pensando que todo va a ser perfecto y estupendo. Si bien es cierto que hay algunos beneficios sorprendentes que vienen con la alimentación adecuada de su cuerpo, siempre existe el riesgo de posibles efectos secundarios. A continuación, repasaremos algunos de los efectos secundarios a los que debe prestar atención.

Efecto secundario número uno: Problemas de energía

A medida que comience su nueva dieta y empiece a comer más a base de plantas, sin siquiera darse cuenta, ¡estará consumiendo menos calorías! Esto se debe al hecho de que la mayoría de las plantas tienen una menor densidad calórica en comparación con los alimentos que se derivan de los animales. Para la mayoría de la gente, esto significa que tendrá que comer más alimentos para que reciba las calorías que su cuerpo necesita para funcionar. Para algunos, ¡esto es increíble! Para otros, esto puede ser una tarea muy difícil.

Desafortunadamente, el comer demasiado le pondrá en riesgo de algunos problemas de salud. Para evitar este problema, es posible que desee hacer un seguimiento de su consumo de alimentos durante un par de días cuando empiece. Es posible que sienta que está comiendo mucha comida, pero a menudo las calorías no suman lo mismo. Afortunadamente, estos alimentos le proporcionarán los antioxidantes, minerales y vitaminas adecuados que necesita para energizarse, ¡así que no le faltará nada en ese departamento!

En el mismo escenario, los individuos han afirmado que cuando cambian a una dieta basada en plantas, se sienten muy perezosos. Si comienza a sentirse así, podría significar que está comiendo demasiado o que no está comiendo los alimentos adecuados para alimentarse de manera eficiente. Recuerde que hay mucha comida chatarra de origen vegetal. Aunque sí, están dentro de las restricciones de la dieta, esto no significa que sean mejores para usted que las papas fritas y una hamburguesa de su restaurante de comida rápida favorito.

Entonces, ¿cuál es el plan de juego si siente que está perdiendo energía cuando cambia a una dieta basada en plantas? Necesitará examinar bien y con detenimiento los alimentos que está introduciendo en su cuerpo. Quiero que te asegures de que los alimentos que eliges están enteros. Estos alimentos deberán ser consumidos en un volumen mayor para obtener la nutrición y la energía que usted necesita. Al hacer esto, asegúrese de evitar todos los aceites y azúcares procesados. Si completa esto, ¡debería tener mucha más energía y sentirse mejor que antes!

Efecto secundario número dos: Antojos

Cambiar sus hábitos alimenticios no va a ser una tarea fácil. Desafortunadamente, somos criaturas típicamente habituales; esto significa que a nuestros cuerpos les gusta la rutina de lo que hacemos y lo que nos gusta. ¡Nuestras papilas gustativas son exactamente iguales! A medida que cambia su dieta a más verduras y frutas, debe esperar tener antojos de alimentos no vegetales. Esto es especialmente cierto si no está comiendo lo suficiente (vea el efecto secundario número uno) o si su cuerpo simplemente quiere un cierto alimento calórico denso.

Una de las mejores maneras de superar los antojos es no volverse loco con el cambio de dieta si apenas está empezando. En lugar de cortar todo de golpe, tome medidas razonables para eliminar sus alimentos favoritos de su dieta. Al hacer esto, usted querrá encontrar alimentos con los cuales reemplazar estos favoritos. Afortunadamente, hay muchas alternativas saludables y deliciosas para ayudarle a superar sus antojos. ¿Quieres algo dulce? ¡Pruebe el helado de coco o incluso el chocolate con leche de arroz! A medida que comiencen a distanciarse de los alimentos procesados y no saludables, ¡les prometo que comenzarán a desearlos menos!

Para ayudar a superar los antojos, ¡le sugiero que se prepare para el éxito! El primer paso será eliminar toda tentación de su casa. De esta manera, cuando alcances tus viejos hábitos, no estarán a tu disposición. Una vez que esto se haya completado, encuentre versiones a base de plantas de sus comidas favoritas. Eventualmente, sus papilas gustativas se ajustarán a su nueva forma de vida, ¡y puede que se sorprenda de los alimentos saludables que se le empiecen a antojar!

Efecto secundario número tres: Problemas digestivos

Lo más probable es que lo hayas visto venir en el momento en que leíste que una gran parte de esta dieta son los frijoles; ¡todos conocemos el poema sobre los frijoles! A medida que usted comienza una dieta a base de plantas, podría comenzar a experimentar una sensación incómoda en su estómago después de sus comidas. ¡Quiero seguir adelante y decir ahora que no puede culpar a la comida! Nuestros cuerpos se ajustan a la comida dependiendo de lo que comemos, y las bacterias que se encuentran en nuestro intestino se optimizarán para digerir lo que sea necesario, ya sea que estemos comiendo basura procesada o alimentos enteros saludables.

A medida que usted comienza a cambiar la composición de los alimentos de productos animales a vegetales, legumbres y granos, usted puede estar cambiando ligeramente de manera demasiado repentina para su cuerpo. Desafortunadamente, esto tiene el potencial de llevar a la hinchazón, diarrea o incluso estreñimiento. ¿Por qué lo preguntas? Fibra.

La fibra es una parte indigerible de las plantas que, en su mayor parte, no se encuentra típicamente en los alimentos procesados ni en los productos animales. Sin embargo, la fibra es crucial para la capacidad del cuerpo de digerir los alimentos adecuadamente y para nuestra salud en general. De hecho, la fibra es la razón por la que somos capaces de sacar la basura de nuestra comida, por lo que nos volvemos regulares.

Además de volverse más regular, la fibra también le ayudará a reducir su riesgo de enfermedades crónicas y ayuda al cuerpo en la absorción de nutrientes. Sí, usarás más el baño, pero esto es realmente algo muy bueno. Eventualmente, su cuerpo hará la transición al nuevo alimento y superará el malestar digestivo. A medida que su digestión se vuelve más suave, ya no tendrá más dolores de estómago, ¡y de hecho comenzará a sentirse más ligero!

Efecto secundario número cuatro: Luchas sociales

Como se mencionó anteriormente, muchas personas dudarán de su nueva elección de dieta. Vivimos en una sociedad consumidora de carne donde muchas de nuestras comidas giran en torno a la carne. Piensa en esto por un segundo; ¿qué comes típicamente en un juego de béisbol? ¿Hamburguesas y perritos calientes? Usted va a su restaurante favorito; ¿qué es lo que suele pedir? ¡Lo más probable es que esta comida gire en torno a la carne con la verdura a un lado! A medida que cambie más plantas, prepárese para el éxito esperando un retroceso.

Cuando las personas empiezan con una dieta basada en plantas, esto puede ser una verdadera prueba para los individuos. Puede que te sorprenda saber que muchos de tus amigos son repentinamente "nutricionistas" y te dirán todo lo que te estás perdiendo al no consumir carne de animal. Aunque sea difícil de escuchar, le sugiero que nunca permita que nadie le impida vivir su vida de la manera que quiera.

Si bien puede ser difícil salir con amigos ahora, eso no significa que sea imposible. Como se mencionó anteriormente, el mundo se está volviendo más amigable para las plantas a medida que continuamos evolucionando y cambiando el significado de lo que es estar basado en las plantas. Al final del día, no importa lo que nadie le diga o lo que piense de sus elecciones de vida. Usted es muy consciente de los increíbles beneficios que esta dieta le ofrece, ¡y eso es todo lo que importa! En vez de luchar cuando llegan los pequeños comentarios, simplemente prepárese y esté listo para responder a todas las preguntas estúpidas y legítimas que giran en torno a una dieta basada en plantas. Aquellos que realmente se preocupan por ti lo entenderán.

Posibles deficiencias nutricionales

Cuando empiece una dieta basada en plantas, necesitará tener en cuenta sus nutrientes esenciales. En una dieta basada en plantas, existen algunas deficiencias nutricionales potenciales si no tiene cuidado con lo que come a diario. Algunas de estas vitaminas y minerales faltantes serán esenciales si desea continuar con una función corporal adecuada. A continuación, repasaremos algunos de los déficits más populares con los que se topan los individuos con base en las plantas. La esperanza es que al estar atento desde el principio, se puede evitar el problema en primer lugar.

Vitamina B12

Si usted se vuelve deficiente en vitamina B12, entra en el riesgo de rotura de huesos, niveles elevados de homocisteína, síntomas neurológicos anormales y anemia. La B12 se puede encontrar en un número de alimentos diferentes como la levadura nutricional, las algas marinas, los alimentos fortificados con B12 y las bebidas de soja. A medida que envejecemos, la absorción de la vitamina B12 comienza a deteriorarse. Debido a este hecho, normalmente se aconseja tomar un suplemento de vitamina B12.

Vitamina D

En general, se sabe que una dieta basada en plantas es baja en vitamina D. Cuando usted está bajo en vitamina D; esto podría arruinar la absorción de calcio en su cuerpo. Como resultado, esto podría conducir potencialmente a huesos frágiles. Se sugiere que se exponga a una cantidad adecuada de luz solar o que considere tomar un suplemento para ayudar a satisfacer sus necesidades. Además de esto, también puede consumir alimentos como jugo, leche de arroz y bebidas de soya que han sido fortificadas con vitamina D.

Calcio

Como se mencionó anteriormente, el calcio será una deficiencia mientras esté en una dieta basada en plantas, especialmente si usted típicamente obtiene su calcio de la leche de vaca. En su lugar, usted querrá comenzar a consumir verduras de hoja verde oscura para obtener su calcio. Otras fuentes de alimentos incluirían cereales de desayuno fortificados con calcio, bebidas de soya e incluso calcio. Esto ayudará a que crezcan huesos fuertes y a mantenerte sano en general.

Hierro

El hierro es otro suplemento que será vital en su dieta basada en plantas. Esto es muy importante para la formación de los glóbulos rojos dentro de su cuerpo. Para evitar la deficiencia de hierro, se pueden consumir alimentos fortificados con hierro como frutas secas y verduras de color verde oscuro. Cabe señalar que el hierro de origen vegetal es típicamente menos absorbible por el cuerpo en comparación con los de una dieta basada en la carne. Aunque no es imposible, es más difícil.

Proteína

La proteína es un factor importante que repasaremos más adelante en este libro. Hay muchos individuos que sienten que es imposible obtener una cantidad apropiada de proteína en una dieta basada en plantas, pero simplemente no es cierto. No hay necesidad de consumir huevos, productos lácteos y carne para obtener la cantidad adecuada de proteína. Puede encontrar proteínas en las nueces, semillas, legumbres, granos enteros y otras proteínas vegetales.

Zinc

Finalmente, tenemos zinc. El zinc es importante en la dieta ya que ayuda a construir un sistema inmunológico saludable. A medida que usted cambia a una dieta basada en plantas, debe notarse que tendrá concentraciones más altas de *fitatos* en su cuerpo, haciendo que la absorción de los minerales dietéticos sea más lenta en comparación con una dieta basada en la carne. Esto puede ayudarse comiendo alimentos ricos en zinc como legumbres, nueces, granos enteros e incluso semillas de calabaza.

Hay un número de razones diferentes por las que usted debe hacer la inmersión y cambiar a una dieta basada en plantas. Mientras que hay caídas, se puede ver que siempre hay una solución. ¡No estoy diciendo que una dieta a base de plantas sea para todos, pero ciertamente no hace daño intentarlo! Después de todo, solo está comiendo más sano, y no hace daño que esté ayudando a los animales y al medio ambiente a lo largo del camino.

Espero que, en este punto, esté convencido de hacer el cambio para convertirse en una versión más saludable de usted. En el próximo capítulo, es hora de repasar los deliciosos alimentos que podrá consumir en una dieta basada en plantas junto con los alimentos que debe comenzar a limitar. ¡Una vez que tenga una idea de estos alimentos, también le proporcionaré algunas de mis recetas favoritas a base de plantas junto con una lista de alimentos para hacerlo aún más fácil! Prepárese para que le sorprenda lo delicioso que puede ser comer a base de plantas.

Capítulo tres: Alimentos a Evitar y a Disfrutar

Ahora llegamos a la mejor parte; ¡comer! Para comenzar este capítulo, primero quiero repasar todos los alimentos que podrá disfrutar mientras sigue una dieta basada en plantas. ¡Hay una cantidad tremenda de gente a la que le gusta enfocarse en lo malo cuando empiezan una dieta, que es exactamente la razón por la que la mayoría de las dietas fallan en primer lugar! En lugar de centrarse en lo que ya no se le "permitirá" comer en su dieta, ¡es hora de aprender todos los alimentos increíbles que podrá disfrutar!

Granos

A medida que avanzamos en esta sección, quiero que se imaginen la pirámide alimenticia que crecimos aprendiendo en la escuela. En la parte inferior de la pirámide, encontrará granos, lo que significa que estos serán la mayoría de su nueva dieta. De hecho, la porción diaria recomendada es de aproximadamente seis porciones de media taza de granos por día. A medida que elija los granos, usted querrá poner un fuerte énfasis en los granos enteros como el alforfón, las bayas de trigo, el mijo, la quinua y el arroz integral.

Hay otras opciones como la pasta, el pan y el cereal, pero usted querrá asegurarse de que estas selecciones sean lo menos procesadas posible. De hecho, la mayoría de las calorías deben provenir de almidones enteros. ¡Usted podrá consumir estos alimentos hasta que se sacie! A medida que practique una dieta basada en plantas, aprenderá a ajustar sus porciones diarias de acuerdo con sus propias necesidades energéticas.

Afortunadamente, los almidones son saludables y confiables cuando se sigue una dieta basada en plantas. Estos alimentos contienen un gran número de carbohidratos complejos, lo que significa que usted se mantendrá lleno mientras obtiene energía duradera para su cerebro y su cuerpo. Además de estos increíbles beneficios, los almidones también le proporcionan minerales, fibras, grasas esenciales y proteínas que necesita para mejorar la salud en general.

Ejemplos de granos enteros

- Arroz salvaje
- Pasta integral/ harina/ rollos
- Trigo
- Espelta
- Centeno
- Quinua
- Mijo
- Farro
- Maíz
- Alforfón
- Arroz integral

- Cebada
- Amaranto

Verduras

El siguiente nivel en la pirámide alimenticia para una dieta basada en plantas serán las verduras. ¡Lo más probable es que te esperaras esto! Para una recomendación diaria, usted debe esforzarse por tener cinco o más porciones ya sea de media taza cocinada o una taza cruda. Al principio, esto puede parecer una tarea difícil, pero con algo de trabajo extra, cada comida incluirá un vegetal. ¡Al elegir sus verduras, imagínese que está tratando de comerse el arco iris! Llenará su plato con verduras de hoja y tubérculos con almidón.

A medida que incluya más verduras en su dieta, puede que le resulte difícil comer la mayor parte de los alimentos. Recuerde que, en una dieta basada en plantas, va a ser vital que reciba suficientes calorías para que pueda mantener sus niveles de energía. Para resolver este "problema", siempre se puede tratar de consumir más sopas y batidos para poder recibir la cantidad adecuada de nutrientes. ¡A partir de este momento, las verduras serán su nuevo mejor amigo!

Lo mejor de las verduras es que son verdaderas fuentes de nutrientes. Las verduras están llenas de fitonutrientes, antioxidantes, vitaminas, minerales y fibra que su cuerpo necesita para prosperar. Ya sea que usted esté comiendo estas verduras congelados, frescos, cocidos o crudos; ¡hay muchas opciones para que usted pruebe con una dieta basada en plantas!

Ejemplos de verduras frescas:

- Calabacín
- Camotes
- Tomates
- Camote
- Calabaza
- Calabaza
- Cebolla
- Setas
- Cebollas verdes
- Apio
- Coliflor
- Zanahorias
- Brócoli
- Pimientos
- Espárragos
- Aguacate

Ejemplos de hojas verdes:

- Hierba de trigo
- Verdes de primavera
- Lechuga
- Col rizada
- Bok Choy
- Espinaca bebé
- Rúcula

Frutas

A continuación, tenemos el nivel de frutas. Generalmente, usted querrá comer un número menor de porciones de frutas ya que generalmente son más altas en azúcares naturales. Si está buscando perder peso con una dieta basada en plantas, trate de mantener la fruta en unas cuatro porciones de fruta en media taza por día. De esta manera, usted mantiene su consumo de fruta con moderación. En una dieta basada en plantas, puede elegir fruta fresca, pero los alimentos secos pueden ser consumidos en porciones más pequeñas. Como nota general, usted querrá tratar de evitar o limitar los jugos de fruta.

Afortunadamente, hay una gran variedad de frutas para que usted pueda elegir y todavía puede tenerlas a diario. Muchas frutas están llenas de fitonutrientes, antioxidantes, enzimas, minerales y las vitaminas que usted necesita para prevenir enfermedades y sentirse más saludable. Los azúcares simples de estas frutas son excelentes para obtener una energía rápida si desea tenerlas como tentempié.

Como regla general, usted querrá consumir fruta que esté madura. En este punto, la fruta se alcaliniza y es tan nutritiva como va a serlo. Las frutas son maravillosas y versátiles, ya que se pueden tomar en batidos, en la avena o por sí solas. Solo recuerde que, para obtener los mejores beneficios de salud en una dieta basada en plantas, todavía necesitará disfrutar de los "dulces de la naturaleza" con moderación.

Ejemplos de frutas frescas:

- Sandía
- Fresas
- Frambuesas
- Ciruelas
- Melocotones
- Naranjas
- Mangos
- Limas
- Limones
- Pepino
- Arándanos
- Plátanos
- Albaricoques

Legumbres

Esta categoría cambiará dependiendo de la versión de la dieta basada en plantas que usted decida seguir. Algunos dietistas dicen que debería comer más legumbres, mientras que otros dicen que debería limitarse. Los frijoles y las lentejas cocidas son ambas excelentes opciones y deben ser fortificadas con calcio siempre que sea posible. De aquí es de donde vas a obtener la mayoría de tus proteínas. Como regla general, trate de tomar tres porciones de media taza por día. ¡A continuación, encontrará algunas de las versiones más populares para que pueda empezar!

Ejemplos de legumbres:

- Frijoles blancos
- Guisantes partidos
- Guisantes Nevados
- Frijoles rojos
- Beas Pinto
- Lentejas
- Frijoles de Riñón
- Frijoles verdes
- Garbanzos
- Frijoles negros
- Germinados de frijoles

Nueces y semillas

¡Finalmente, llegamos a la cima de su pirámide de alimentos a base de plantas! En todo el camino hasta aquí, encontrarás sus nueces y semillas. Siendo una porción tan pequeña de la pirámide, usted querrá asegurarse de mantenerlas al mínimo en porciones de una onza, dos veces al día. Esta regla tendrá que ser más estricta para aquellos de ustedes que buscan perder peso mientras siguen una dieta basada en plantas.

Los individuos que siguen una dieta SAD reciben mucho más del 30% de calorías recomendadas de la grasa; todas las cuales son proporcionadas por las grasas saturadas y las grasas trans. Solo por esta razón, la grasa generalmente tiene una terrible reputación. La verdad es que las grasas no procesadas que usted recibe de los alimentos enteros son saludables y ayudan a apoyar un número de funciones dentro del cuerpo. De hecho, las grasas son necesarias para desarrollar un cerebro y un sistema nervioso que funcionen correctamente. La grasa es lo que ayuda a absorber las vitaminas y minerales en nuestro cuerpo para asegurar la salud de las células.

Por supuesto, todo debe ser disfrutado con moderación. No hay razón para exagerar con las grasas, aunque es muy fácil de hacer. Se sugiere que usted disfrute de una amplia variedad de grasas vegetales saludables, por lo que debe consumir la cantidad adecuada de ácidos grasos Omega-3 y Omega-6. A continuación, encontrará algunas de las versiones más saludables para incluirlas en su dieta a medida que se va haciendo más vegetal.

Ejemplos de tuercas:

- Nueces
- Piñones
- Nueces de Macadamia
- Avellanas
- Anacardos
- Almendras

Ejemplos de semillas:

- Semillas de girasol
- Semillas de calabaza
- Semillas de Cáñamo
- Semillas de Lino
- Semillas de Chia

Necesidades nutricionales críticas

Cuando empiece una dieta basada en plantas, será vital que preste especial atención a los nutrientes críticos que necesita. No quiero que vea esto como una caída porque ciertamente no será un problema cuando estés comiendo los alimentos adecuados, pero puede ser algo en lo que necesite enfocarte cuando empiece. A continuación, repasaremos algunos de los populares nutrientes que necesitará y cómo recibirlos a través de una dieta basada en plantas.

Calcio

Para la mayoría de los adultos, la ingesta diaria recomendada de calcio debe ser de unos mil miligramos. Para las personas mayores y los adolescentes, este número será ligeramente mayor. El calcio es muy importante, ya que se necesita tanto para la función nerviosa como para la muscular. A medida que aumente su consumo de calcio, también necesitará una cantidad adecuada de vitamina D para absorber adecuadamente el calcio en su sistema. ¡Por suerte, hay muchos productos de soja que están fortificados con calcio!

Ejemplos de alimentos:

- Almendras
- Tahini
- Leche de soja
- Tofu de calcio
- Frijoles blancos
- Naranjas navel
- Col rizada
- Brócoli
- Espinacas
- Colmenillas

Hierro

A continuación, el hierro será una parte vital de su dieta basada en plantas. Para las mujeres, la cantidad recomendada por día es de unos dieciocho miligramos; para las mujeres, es solo ocho. Las mujeres generalmente necesitan más hierro durante sus años reproductivos debido a la pérdida de sangre mensual. Este hierro es necesario para cualquier dieta, ya que es el encargado de transportar el oxígeno a través del cuerpo. El hierro también es beneficioso para la síntesis de ADN y el apoyo al sistema inmunológico en general.

Cabe señalar que el hierro que proviene de fuentes vegetales no es casero, que típicamente no se absorbe tan bien en comparación con el hierro de origen animal conocido como hierro casero. Lo que sí sabemos es que el hierro de las plantas es más seguro de consumir en comparación con el tipo que proviene de productos animales. A medida que aumente sus niveles de hierro, querrá añadir más vitamina C para mejorar la absorción del hierro. También es beneficioso disminuir el consumo de café o té después de las comidas, lo que altera el ciclo de absorción.

Ejemplos de alimentos:

- Guisantes verdes
- Garbanzos
- Frijoles de Riñón
- Lentejas
- Higos secos
- Colmenillas
- Acelga
- Espinacas
- Avena
- Melaza
- Almendras

Zinc

El zinc es un mineral importante debido a que juega un papel importante en nuestro sistema inmunológico y en la estructura del ADN. Para las mujeres, la ingesta diaria recomendada es de aproximadamente ocho y once si son hombres. Si usted es un verdadero vegetariano, debe notarse que la biodisponibilidad del zinc es disminuida por los inhibidores en las legumbres, granos y algunas nueces. Debido a este hecho, se recomienda comer más del número recomendado para asegurarse de que se alcanza la dosis diaria de zinc.

Ejemplos de alimentos:

- Almendras
- Semillas de girasol
- Anacardos
- Semillas de calabaza
- Guisantes
- Cacahuetes
- Lentejas
- Garbanzos
- Arroz integral
- Avena
- Tofu

Yodo

Para la mayoría de los adultos, se recomienda una dosis de 150 mcg de yodo. Este número aumentará si está embarazada o amamantando. El yodo es muy importante para la producción de hormonas tiroideas y juega un papel vital en el metabolismo.

En este momento no está claro si los consumidores de plantas tienen una deficiencia de yodo, pero siempre es mejor prevenir que curar. Si consume una gran cantidad de verduras crudas y crucíferos, esto será especialmente importante ya que estos alimentos en particular parecen impedir que la tiroides absorba el yodo.

Ejemplos de alimentos:

- Sal yodada
- Algas marinas
- Nori
- Suplemento

Proteína

El nutriente sagrado que todos sienten que le faltará mientras esté en una dieta basada en plantas. Como probablemente podría haber adivinado, la proteína es un macronutriente esencial que está a cargo de varios factores importantes en el cuerpo. Usted tiene la función de mantener la masa ósea y muscular, apoyar el sistema inmunológico y más.

Un factor importante que se debe tener en cuenta es que la fuente original de todos los aminoácidos proviene de fuentes vegetales. ¡En promedio, las personas típicamente comen demasiadas proteínas para empezar! Para los adultos, la ingesta diaria recomendada es de 8 gramos por kilogramo de peso corporal. Si sigue una dieta equilibrada basada en plantas, ¡no debería tener problemas para consumir la cantidad adecuada de proteínas!

Cabe señalar que los consumidores de plantas tienen problemas para obtener lisina. En pocas palabras, la lisina es un aminoácido esencial. Aunque es un poco más difícil de conseguir, se pueden encontrar en muchas de las legumbres incluidas en la dieta basada en plantas. ¡A continuación, encontrará algunos alimentos ricos en proteínas para que los pruebe!

Ejemplos de alimentos:

- Almendras
- Semillas de calabaza
- Frijoles
- Lentejas
- Leche de soja
- Tofu
- Tempeh
- Espaguetis integrales
- Quinua
- Seitán

Omega-3

Hasta este momento en su vida, probablemente solo has obtenido tu omega-3 del pescado. Por suerte, es posible obtener estos nutrientes, ¡sin pescado! ¡De hecho, el ácido graso esencial conocido como ácido alfa-linolénico proviene de las plantas y luego se convierte en omega-3 dentro del cuerpo! Este índice mejora cuando se reduce el consumo de omega-6, por lo que deberá tener cuidado al elegir sus fuentes de grasa.

Los ácidos grasos omega-3 son importantes en la dieta porque están vinculados tanto al desarrollo del cerebro como a la salud del corazón. El ALA recomendado diariamente para las hembras es de aproximadamente 1,1g y 1,6g para los machos. Este número es mayor para los ancianos debido a que a medida que envejecemos, nuestros cuerpos tienen más dificultades para convertir el ALA en ácidos grasos de cadena larga llamados DHA y EPA. Afortunadamente, hay algunas maneras fáciles de aumentar su omega-3 dentro de una dieta basada en plantas.

Ejemplos de alimentos:

- Nueces
- Semillas de Cáñamo
- Semillas de Chia
- Semillas de Lino

Vitamina D

Para ser honesto, hay muy pocos alimentos que contengan vitamina D. Esta vitamina es una hormona que se produce en los riñones para ayudar a la absorción del calcio. Afortunadamente, también obtenemos la mayoría de la vitamina D de la exposición a la luz solar, por lo que todas las personas, desde las que se basan en las plantas hasta las que no lo hacen, deberían considerar un suplemento durante los meses más fríos y oscuros.

Afortunadamente, hay muchos alimentos de origen vegetal que ahora están fortificados con vitamina D. Como recomendación diaria, los adultos deben obtener quince mcg de vitamina D. La opción más confiable que usted debe considerar es tomar un suplemento para asegurarse de que está obteniendo la cantidad adecuada. Además de un suplemento, también puede consumir zumo de naranja, cereales y setas.

Vitamina B12

La vitamina B12 es un tema candente entre todas las dietas basadas en plantas. Este es uno de los únicos nutrientes esenciales que no son producidos por las plantas ni los animales. De hecho, la vitamina B12 es creada por hongos y bacterias. Normalmente, esto sería proporcionado naturalmente en nuestros alimentos, pero a pesar de la limpieza y la esterilización, todo el B12 es eliminado de los alimentos que contienen verduras. La única razón por la que las personas obtienen la B12 de los animales se debe al hecho de que se alimentan de alimentos contaminados.

Puede que le sorprenda saber que un tercio de la población está bajo en B12; no importa si eres de origen vegetal o no. Si tiene más de cincuenta años, debería considerar un suplemento de B12 de todos modos. Esta es una vitamina vital para tener porque juega un papel importante en la formación de los glóbulos rojos, así como en el mantenimiento del sistema nervioso central.

Afortunadamente, ¡un suplemento de B12 es seguro, fácil y barato de comprar! La recomendación diaria de vitamina B12 para los adultos es de aproximadamente 2.4 mcg. Aunque esto es recomendable, es imposible que se produzca una sobredosis de la vitamina y se debe tomar una dosis mayor debido a que solo se absorbe una fracción del suplemento. Una dosis diaria debería ser aproximadamente 250mcg o una dosis semanal de 2500 mcg. Además de estos suplementos, también puede probar la levadura nutricional y la leche vegetal fortificada.

Los alimentos que debe evitar

La mayoría de la población está muy consciente de lo que los individuos con base en las plantas suelen evitar en su dieta. Hay que tener en cuenta que ser de origen vegetal no es necesariamente vegano o vegetariano. ¿Debería evitar la carne? Por supuesto que sí. ¿Es el fin del mundo si tienes algo de vez en cuando? ¡De ninguna manera! Recuerde, usted toma las decisiones por sí mismo. Usted conoce las consecuencias de sus acciones para la salud, tenga esas opciones en mente.

Si usted es nuevo en el mundo de las plantas, puede sorprenderse con algunos productos que contienen productos animales, ¡incluso cuando usted piensa que son amigables para las plantas! Le invito a echar un vistazo a la lista que sigue para que pueda estar al tanto de los productos que pueden derivarse de los animales. Después de todo, ¡hay poder para el conocimiento!

Alimentos de origen animal

Ser de origen vegetal significa que debe evitar los alimentos de origen animal en la medida de lo posible. Tanto si lo haces por motivos de salud como por amor a los animales, asegúrate de que intentas evitar los productos animales tanto como sea posible. Algunas de las opciones más populares incluyen

Carne: Órganos, Ternera, Cerdo, Cordero y Carne de Res, etc.

Aves de corral: Pato, Ganso, Pavo, Pollo, etc.

Huevos: Cualquier tipo de huevo

Lácteos: Helado, Mantequilla, Queso, Yogurt, etc.

Mariscos y Pescados: Todo tipo de pescado, langosta, cangrejo, mejillones, camarones, etc.

Productos apícolas: Miel, Jalea Real, etc.

Ingredientes y aditivos derivados de animales

Aquí es donde se puede poner un poco difícil cuando se trata de vivir una dieta basada en plantas. En un momento estás disfrutando de uno de tus bocadillos favoritos, al siguiente estás leyendo la etiqueta y te das cuenta de que tiene un ingrediente que ha sido derivado de un animal. Por supuesto, todos cometemos errores, pero al ser educados, ¡puedes evitar este error en primer lugar!

Ingredientes lácteos: Suero, Lactosa, Caseína, etc.

Vitamina D3: La mayor parte de la vitamina D2 se deriva del aceite de pescado. También deberá buscar la lanolina que se encuentra en la lana de oveja. En su lugar, busque a partir del liquen, que es una alternativa vegana.

Goma laca: Este ingrediente se utiliza para el glaseado de alimentos dulces o puede crear una capa de cera para los productos frescos. La laca está hecha de un insecto hembra de laca. ¡Hágase un favor y compre orgánico!

Cola de pescado: ¿Te gusta un buen trago al final del día? Es posible que desee revisar la etiqueta para ver si hay vidrio de resina. Se trata de una sustancia parecida a la gelatina que se ha extraído de la vejiga de los peces. A menudo, se utiliza para ayudar a hacer tanto el vino como la cerveza.

Gelatina: Este es un ingrediente que muchas personas conocen. La gelatina se deriva de los tejidos conectivos, huesos y pieles de vacas y cerdos. Asegúrese de leer la etiqueta de cualquiera de sus bocadillos favoritos para evitar el consumo de gelatina.

Cochinilla o Carmín: Este ingrediente es un colorante natural que da a muchos alimentos su color rojo. Este ingrediente en particular está hecho de escamas de cochinilla molidas. ¡Lamento arruinarles diferentes alimentos, pero es hora de que sepan la verdad y lo que está entrando en su cuerpo!

Ingredientes furtivos (a veces)

Como se mencionó anteriormente, hay alimentos que usted pensará que cumplen con una dieta basada en plantas pero que a veces pueden contener un ingrediente de origen animal. Por esta razón, le sugiero que siempre sea cauteloso y revise la etiqueta de todo lo que coma. Mejor aún, trate de comprar lo más fresco posible y evite completamente todo lo que tenga una etiqueta. Si viene directamente del suelo, las posibilidades de que cumpla con una dieta basada en plantas son increíblemente altas.

Salsa Worcestershire: ¡Desafortunadamente, hay muchas variedades que contienen anchoas!

Chocolate negro: Un número de chocolates oscuros son amigables con las plantas. Usted querrá estar atento a los ingredientes como los sólidos de la leche, la leche en polvo sin grasa, la grasa de la leche, el suero y la mantequilla clarificada. ¡Todos estos ingredientes son de origen animal!

Maní tostados: En la producción de maní tostado, algunas fábricas utilizan gelatina para ayudar a que la sal se pegue al maní.

Pasta: Algunas pastas contienen huevos.

Papas fritas: Cuando comas en un restaurante, deberás tener cuidado con las papas fritas. A menudo, estos son fritos en grasas animales.

Caramelos: Hay una gran variedad de dulces que contienen gelatina. Algunas de las versiones más populares incluyen goma de mascar, ositos de goma, malvaviscos e incluso gelatina. ¡Como puede ver, estos ingredientes pueden ser muy escurridizos!

Convertirse en una planta requerirá trabajo. El factor importante es que está haciendo un esfuerzo para mejorar su salud y mejorar el mundo que lo rodea. Si se resbala varias veces, ¡no se golpee! Lo único que podemos hacer es intentarlo mejor la próxima vez.

A medida que empiece a navegar por el mundo de las plantas, será cada vez más fácil. Cada día, se nos presentan múltiples opciones de alimentos a lo largo del día. Si usted cumple con el setenta y cinco por ciento de las veces, le está yendo mejor que a la mayoría de la población en su dieta SAD. Solo recuerda, si tenía una cara y una madre, ¡déjalo estar!

Con todo esto en mente, quiero asegurarles que están preparados para un éxito absoluto. A continuación, quiero que te tomes un tiempo y repases todas las deliciosas recetas que estoy a punto de lanzarte. Encontrará varias recetas deliciosas a base de plantas para ayudarle a empezar. A medida que las revisa, debe tener en cuenta que estas recetas están pensadas para ayudarle a comenzar. ¡Eventualmente, los invito a tomar la libertad creativa y hacer sus propias comidas! Hay tantas comidas deliciosas ahí fuera para que las disfrutes, ¡solo hace falta un poco de esfuerzo extra!

Recetas de desayuno a base de plantas

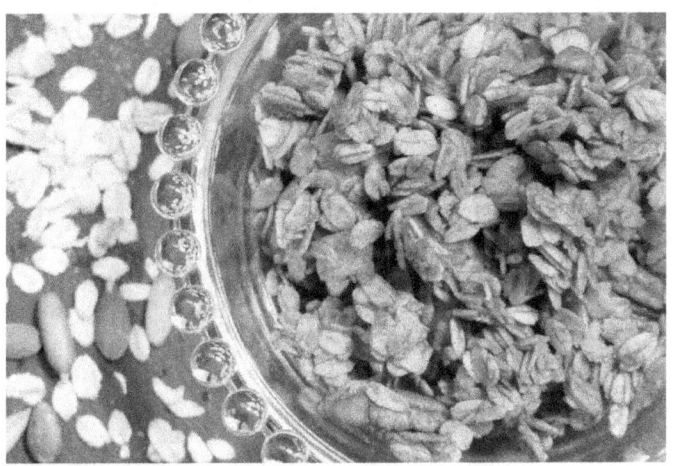

Hora del desayuno de granola
Tiempo: 1 hora
Porción: Cuatro

Ingredientes:

- Canela (.10 t.)
- Sal (.10 t.)
- Extracto de vainilla (.50 t.)
- Aceite de oliva (2 T.)
- Jarabe de arce (.33 C.)
- Nueces picadas (1 C.)
- Avena a la antigua (3 C.)

Instrucciones:

1. ¡La granola es la opción perfecta para un desayuno rápido y fácil! Para empezar a

hornear la granola, primero tendrá que calentar el horno a 300 grados.
2. Luego, saque su tazón favorito y combine la vainilla, la canela, la sal, el jarabe de arce, el aceite, las nueces picadas y la avena a la antigua. ¡Cuando la tarea esté completa, coloque la mezcla en una bandeja de hornear y prepárese para hornear!
3. Cuando esté listo, coloque la bandeja en el horno caliente durante unos cincuenta minutos. Después de veinticinco años, usted querrá revolverlo todo para asegurar incluso la cocción.
4. ¡Finalmente, saque del horno y disfrute! La granola debe almacenarse en un recipiente hermético para su máxima frescura.

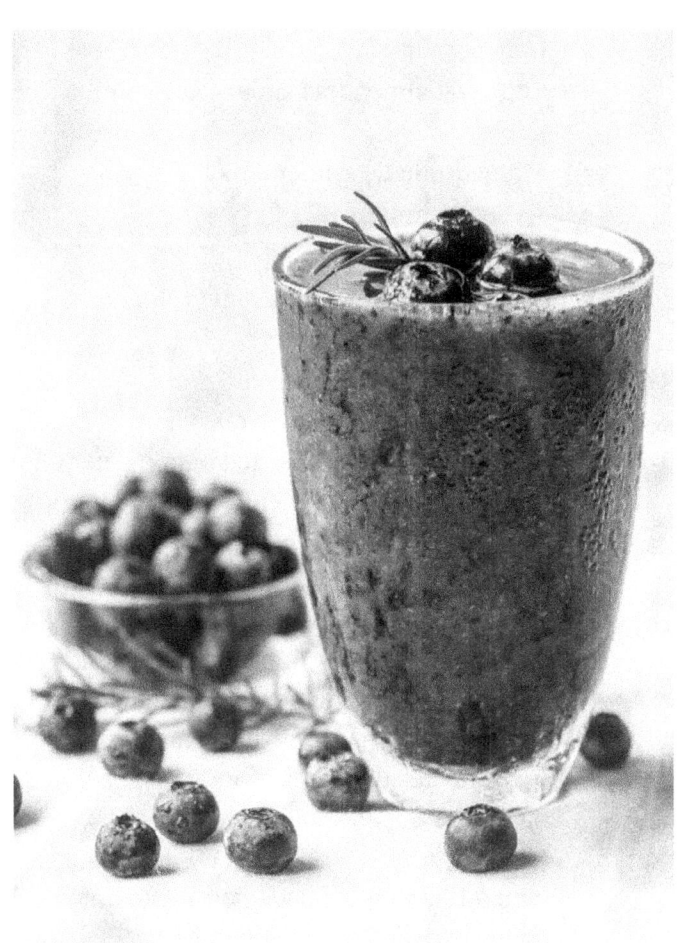

Batido de arándanos en el desayuno
Tiempo: Cinco minutos
Porciones: Una

Ingredientes:

- Canela molida (.25 t.)
- Leche de almendras sin azúcar, vainilla (.50 C.)
- Mantequilla de Almendra (1 T.)
- Avena laminada (.25 C.)
- Plátano Congelado (1)
- Arándanos congelados (.50 C.)

Instrucciones:

1. ¿Eres el tipo de persona que siempre está en movimiento? Ahora, usted puede tener un favorito de desayuno en forma de batido; ¡presento el batido de arándanos para el desayuno!
2. Para crear este delicioso desayuno, tanto si sales corriendo por la puerta como si lo disfruta lentamente por la mañana, todo lo que tiene que hacer es meter los ingredientes en la licuadora y mezclarlos hasta que queden suaves.
3. ¡Esta es una gran opción para las personas ocupadas, ya que puede hacer esto antes y comerlo cuando tenga tiempo!

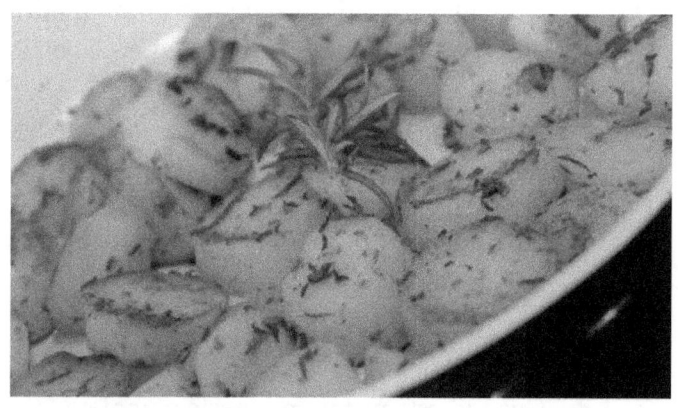

Papas crujientes para el desayuno
Tiempo: Cuarenta minutos
Porciones: Dos

Ingredientes:

- Aceite de oliva (1,50 T.)
- Pimienta Negra (.10 t.)
- Cebolla en polvo (.10 t.)
- Ajo en polvo (.10 t.)
- Sal (.25 t.)
- Pimentón ahumado (.25 t.)
- Papas rojas (1 Lb.)

Instrucciones:

1. Durante la mayor parte de su vida, probablemente ha oído hablar de lo terribles que son los "carbohidratos" para usted, y

puede que se sorprenda al ver papas crujientes para el desayuno en un libro de dieta basada en plantas. Si usted busca en la Solución de Almidón, ¡puede que se sorprenda al saber lo saludables que pueden ser las papas para usted! ¡Las papas de desayuno son deliciosas, llenas de nutrientes, y mantendrán su vientre feliz! Antes de empezar a cocinar, le sugiero que limpie las papas y luego las corte en pequeños cubos.

2. Cuando este primer paso esté completo, saque un tazón para mezclar y combine todos los condimentos de la lista anterior. Una vez que las especias estén todas juntas, añada suavemente las papas y cúbralas uniformemente.

3. Una vez que esté listo para cocinar, coloque una cacerola grande en la estufa y comience a calentarla a fuego medio. Cuando esté suficientemente caliente, añada el aceite de oliva y las papas. Deberá cocinarlo todo junto durante unos ocho minutos. Cuando haya pasado este tiempo, baje el fuego y cocine por otros ocho minutos.

4. El truco para hacer las papas crujientes es cocinarlas tapadas durante los primeros ocho minutos y luego destaparlas durante los últimos ocho. Debe asegurarse de que está revolviendo todo lo que pueda para ayudar a crear una capa exterior crujiente.

5. Cuando esté contento con el resultado, ¡retire la cacerola de la estufa y disfrute de su desayuno!

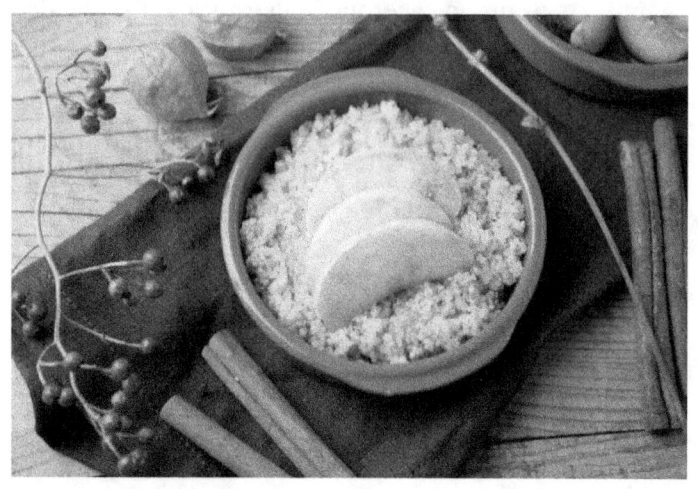

Desayuno de manzana dulce con Quinua
Tiempo: Treinta y cinco minutos
Porciones: Cuatro

Ingredientes:

- Manzana picada (1)
- Semillas de Chia (1 T.)
- Pasas de uva (2 T.)
- Stevia (1 Paquete)
- Canela (.25 t.)
- Agua (.25 C.)
- Leche de almendras, Vainilla (.25 C.)
- Quinua seca (.25 C.)

Instrucciones:

1. Este plato de Quinua de Manzana y Canela es una de mis comidas favoritas para el

desayuno. La dulzura de la manzana y la canela se complementan verdaderamente entre sí sin sentirse demasiado dulces para la mañana. Esta es una opción perfecta si tiene unos momentos para disfrutar realmente del desayuno. ¡Si no, puede hacerlo temprano y disfrutarlo cuando tenga tiempo!

2. Para comenzar esta receta de desayuno, debe sacar una cacerola y colocarla a fuego alto. Cuando esto esté en su lugar, ponga el agua, la quinua y la leche. Yo revolvería todo para que se combinen mejor. Es conveniente que hierva todo antes de reducir el calor y poner la tapa encima.

3. Después de unos cinco minutos de cocción a fuego lento de esta mezcla, puede retirar la parte superior y añadir las semillas de chía, la manzana picada, las pasas, la Stevia y la canela. Una vez que esto se haya completado, continúe cocinando todo junto hasta que el líquido haya desaparecido por completo. Generalmente, esto puede tomar entre diez y doce minutos, ¡dependiendo de su cocina!

4. Finalmente, retire la sartén de la parte superior de la estufa, decore con más canela y rodajas de manzana, ¡y disfrute de este dulce desayuno!

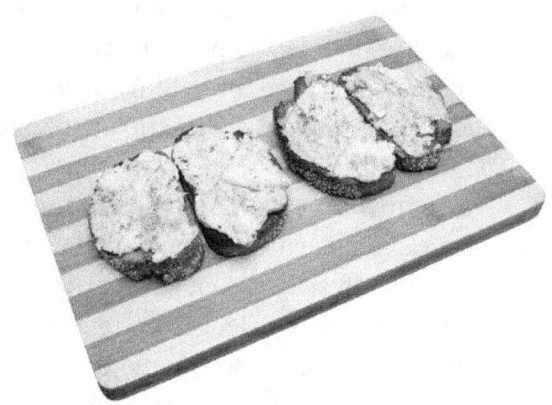

Tostadas de aguacate
Tiempo: veinte minutos
Porciones: Seis

Ingredientes:

- Pan integral (6 rebanadas)
- Pimienta Negra (.10 t.)
- Escamas de pimiento rojo (.25 t.)
- Aceite de oliva (1 t.)
- Sal (.10 t.)
- Vinagre Balsámico (1 t.)
- Aguacate (1)

Instrucciones:

1. Dato curioso: El aguacate contiene el doble de potasio que un plátano. Con toda la fibra

y el ácido oleico para ayudar a nuestro tracto digestivo y a la salud del corazón, ¡tal vez los millennials estaban en algo con esta obsesión por las tostadas de aguacate!

2. Si necesita una forma divertida y fácil de añadir algunas grasas saludables a su dieta, las tostadas de aguacate son el camino para seguir. Para empezar, saque su tazón favorito y combine todos los ingredientes de la lista anterior. Obviamente, tenga lista las tostadas. Una vez que todo esté bien mezclado, coloque el aguacate condimentado en un procesador de alimentos y mezcle hasta que esté suave.

3. ¡Por último, unte el aguacate en el pan tostado y el desayuno estará listo! Para darle más sabor, disfruto rociando más hojuelas de pimiento rojo por encima. Este es su desayuno; asegúrese de disfrutarlo al máximo y sazone como le plazca. Hay muchas e increíbles maneras de disfrutar del aguacate. Le invito a probar varias variedades diferentes para encontrar su favorita.

Recetas para el almuerzo

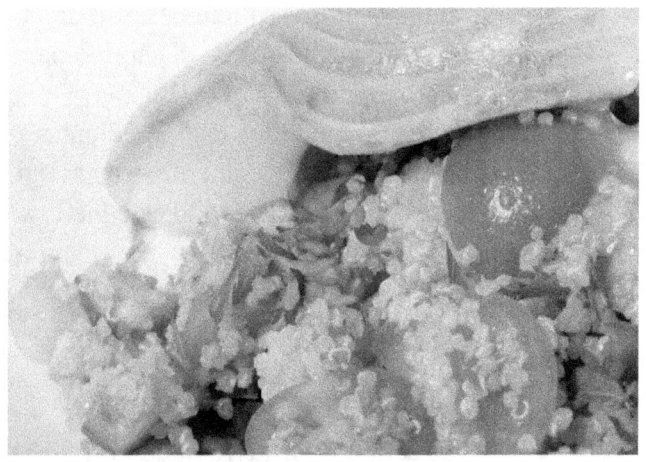

Bowl de Quinua y Frijoles Negros
Tiempo: Diez Minutos
Porciones: Una

Ingredientes:

- Cilantro fresco picado (2 T.)
- Pico de Gallo (3 T.)
- Dados de aguacate (1)
- Jugo de Limón (1 T.)
- Hummus (.25 C.)
- Quinua cocida (.50 C.)
- Frijoles negros (.75 C.)

Instrucciones:

1. Este tazón es el almuerzo perfecto con sus mezclas de deliciosos sabores y nutrientes. ¡Este plato está lleno de veinte gramos de proteína! Además, también es de origen vegetal y estará listo en diez minutos. Antes de comenzar a armar su tazón, usted querrá asegurarse de que primero cocine su quinua de acuerdo con las instrucciones en su paquete.
2. Cuando este primer paso esté completo, saque un tazón para mezclar y combine cuidadosamente la quinua con el frijol negro. Cuando esto se haya completado, exprima un limón y revuelva suavemente el humus hasta que alcance la consistencia deseada.
3. Por último, rellene el tazón con cilantro fresco, ¡Pico de Gallo y aguacate cortado en cubitos! Para obtener un sabor extra, también puede intentar añadir medio paquete de condimento para tacos. También disfruto agregando algunas de mis verduras favoritas para dar más sabor. Añada maíz y tomates, ¡pero puede poner lo que le gusté!

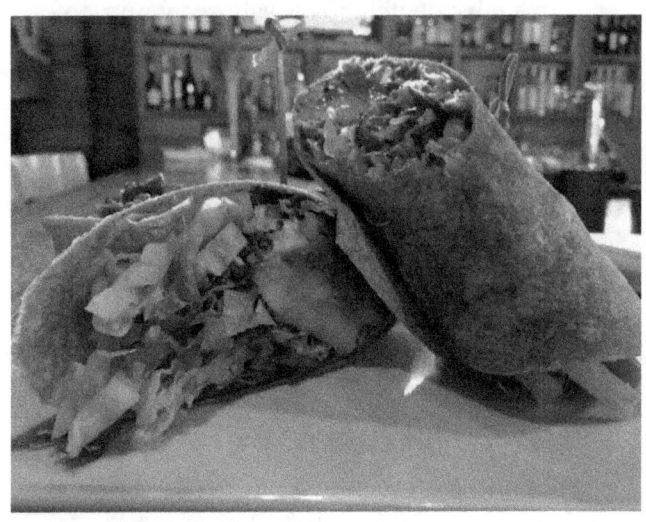

Wrap de humus
Tiempo: Quince minutos
Porciones: Cuatro

Ingredientes:

- Lechuga picada (1 C.)
- Aguacate en cuadrados (2 T.)
- Tomates en cuadrados (1 T.)
- Frijoles Negros (2 T.)
- Maíz (2 T.)
- Humus del Suroeste (4 T.)
- Envolturas de trigo entero (4)

Instrucciones:

1. Si está buscando un almuerzo fácil de preparar cuando no tiene mucho tiempo,

pero aun así es saludable y a base de plantas, este envoltorio de humus será perfecto. Entre los frijoles negros, el aguacate y los tomates cortados en cubos, ¡su boca se llenará de sabor! Asegúrese de encontrar envolturas de trigo integral para ayudar a mantener esta receta lo más saludable posible.

2. Una vez que haya reunido los ingredientes, deberá colocar los envoltorios y repartir el humus de forma cuidadosa y uniforme por la parte superior. Cuando esto se haya completado, puede comenzar a armar la envoltura con la lechuga picada, los tomates, los frijoles negros, el maíz y el aguacate.

3. ¡Envuelva cuidadosamente su almuerzo y disfrute!

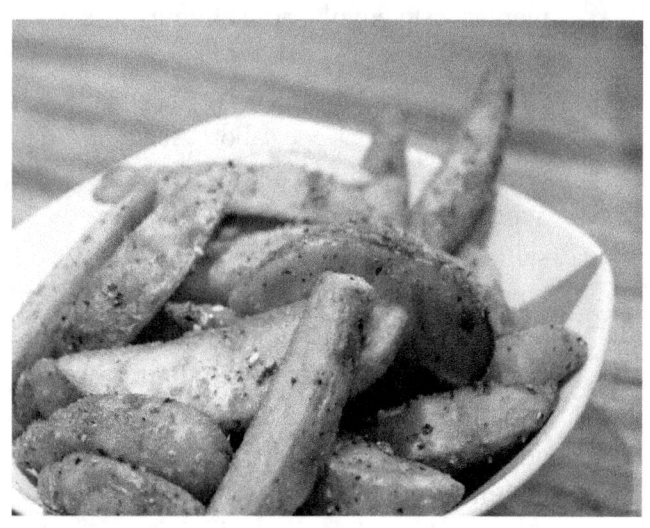

Papas fritas al horno
Tiempo: Sesenta minutos.
Porciones: Cuatro

Ingredientes:

- Aceite de oliva (3 T.)
- Pimienta (.50 t.)
- Pimentón (1 t.)
- Ajo en polvo (1 t.)
- Harina (2 T.)
- Cebolla en polvo (1 t.)
- Sal (.50 t.)
- Papas Rojas (4)

Instrucciones:

1. Todos hemos estado sentados en su escritorio o en el sofá y, de repente, ¡el ansia de fritura lo golpea! Nos pasa a todos nosotros. ¡Ahora, hay una opción saludable para que usted pueda arreglar su antojo de fritura! Por suerte, esta receta es deliciosa y fácil. Antes de comenzar a preparar las papas fritas, deberá calentar el horno a 450 grados. A medida que el horno se calienta, prepare una bandeja rociándola con el aceite de oliva y luego colocarla a un lado.
2. Antes de comenzar a preparar las papas, lave bien las papas y luego séquelas con un papel absorbente. Cuando se haya completado este paso, corte cuidadosamente las papas por la mitad, a lo largo, y luego en cuartos. Al final de esto, las papas deben estar de la misma medida.
3. A continuación, saque su tazón de mezcla y combine todos los ingredientes secos de la lista anterior. Cuando esto esté completo, ponga las papas en el recipiente y mézclelas para cubrir las papas de manera uniforme. Cuando esto se haya completado, extienda las papas en su bandeja de hornear de manera uniforme.
4. Luego, ponga la bandeja en el horno durante unos veinte minutos. Después de veinte minutos, voltee las papas a su otro lado para asegurarse de que las cocine bien. El tiempo total de horneado de las papas

será de unos cuarenta minutos. Después de este tiempo, saque del horno y deje que se enfríe.
5. Finalmente, ¡disfrute de estos trozos de papa solos o con otra deliciosa comida a base de plantas!

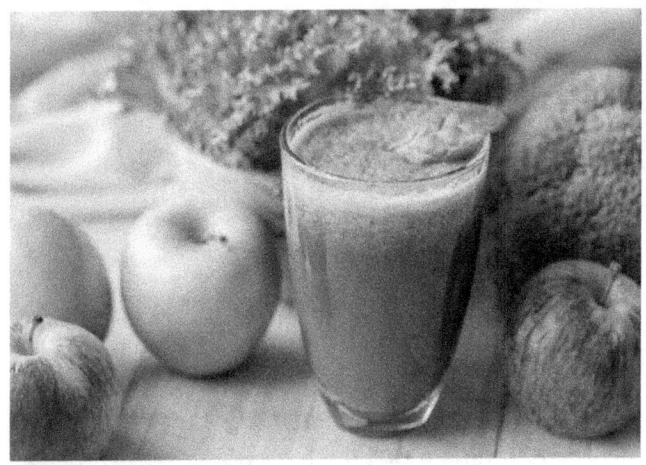

Batido verde détox
Tiempo: Cinco minutos
Porciones: Cuatro

Ingredientes:

- Hielo (según sea necesario)
- Agua (.50 C.)
- Leche de almendras (.50 C.)
- Piñas picadas (1 C.)
- Semillas de Chia (3 T.)
- Plátanos (2)

- Col rizada (3 C.)

Instrucciones:

1. Habrá momentos en los que no se haga un esfuerzo en la dieta. Esto no es necesariamente su culpa, pero a veces la vida se interpone en el camino y no tomamos la mejor de las decisiones. Si esto es para usted, este batido le hará bien a su cuerpo. Es simple de crear y además está llena de los nutrientes que su cuerpo está anhelando. Despídase de sentirse lento y comience a sentirse fresco y libre.
2. Para crear esta receta, todo lo que tiene que hacer es colocar todos los ingredientes mencionados en su licuadora y mezcle hasta crear una textura ligera. Hay que tener en cuenta que el nivel de hielo puede cambiarse dependiendo de la consistencia deseada. Para un batido más espeso, añada más hielo. ¡Si le gusta que sea más ligero, puede añadir más agua o leche dependiendo de lo que quiera!
3. ¡Finalmente, vierta el batido en su vaso favorito y disfrute!

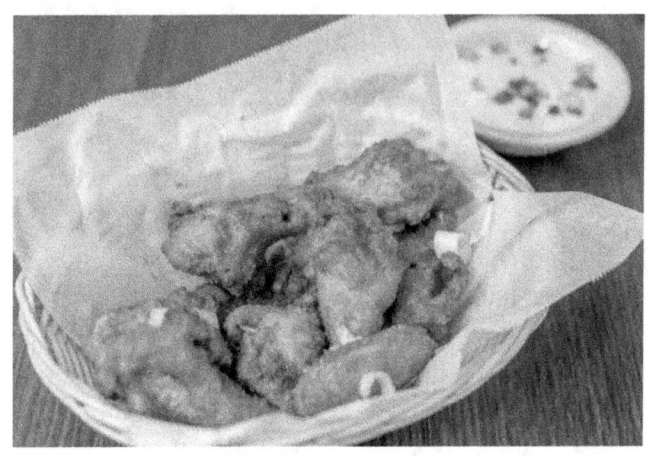

Alitas de coliflor
Tiempo: Treinta y cinco minutos
Porciones: Cuatro

Ingredientes:

- Levadura nutricional (2 T.)
- Polvo de curry (1 t.)
- Ajo en polvo (1 t.)
- Harina de garbanzos (.75 C.)
- Cebolla en polvo (1 t.)
- Leche de almendras, no endulzada (1 C.)
- Salsa Búfalo (.75 Botella)
- Coliflor (1 cabeza)

Instrucciones:

1. A medida que usted se vuelve más vegetal, las alitas pueden ser un alimento que usted

"extraña" de su dieta de SAD. ¡Por suerte, estas alas de coliflor son perfectas para prepararlas en casa! Son crujientes, masticables, llenas de sabor y lo mejor, ¡saludables! ¡Hay que tener en cuenta que puede hacerlos con cualquiera de sus salsas favoritas! ¡Elegí la salsa de búfalo para esta receta porque me encanta el picante! Puedes intentar hacerlos de la manera que desees, solo asegúrese de revisar la etiqueta para asegurarte de que no hay ingredientes derivados de animales escondidos. Cuando esté listo para cocinar, caliente el horno a 450 grados.

2. A medida que el horno se calienta, puede preparar la cabeza de coliflor cortándola en ramilletes. Cuando esto esté hecho, póngalo a un lado y prepare la masa combinando las especias, la harina y la levadura nutricional. Luego, añada la harina y mezcle todo con cuidado. Una vez creada la masa, puede poner la coliflor en la mezcla y colocarla uniformemente en una bandeja de hornear.

3. Una vez que cada pieza de coliflor haya sido cubierta, coloque la bandeja en el horno durante unos veinte minutos. Para el final de este tiempo, la coliflor debería estar lista y crujiente. Si no lo es, déjelo más tiempo en el horno.

4. Una vez que la coliflor esté crujiente, sáquela del horno y colóquela de nuevo en

un recipiente para mezclar. En este punto, usted querrá mojar las alas con su salsa favorita. ¡Para esta receta en particular, elegí mi salsa de búfalo favorita para darle un toque extra! Cuando la coliflor esté bien recubierta, vuelva a introducirla en el horno durante otros veinte minutos o hasta que el exterior esté crujiente. ¡Retire del horno, deje enfriar las alas de coliflor y luego disfrútelas!

Recetas para la cena

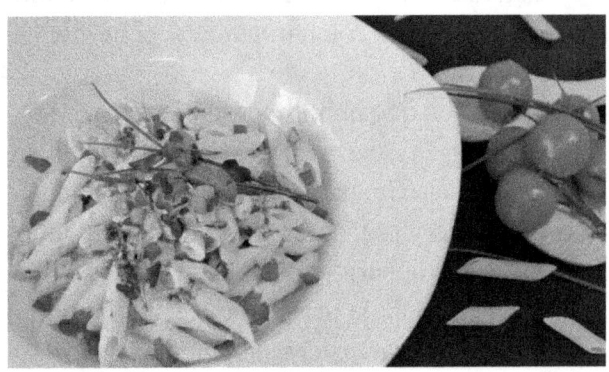

Pasta de Tomate y Albahaca
Tiempo: Veinte Minutos
Porciones: Cinco

Ingredientes:

- Espinacas (3 C.)
- Sal (.50 t.)
- Hojas de albahaca fresca (.25 C.)
- Queso Crema Vegano (.50 C.)

- Tomates asados al fuego (1 lata)
- Penne de trigo entero (16 Oz.)

Instrucciones:

1. ¡Para una cena rápida y saludable, esta es una maravillosa opción a base de plantas! Esta comida es fantástica porque es deliciosa y no tiene un montón de ingredientes complicados. ¡Solo seis ingredientes y tendrá la cena en la mesa en veinte minutos! Para empezar, simplemente cocine la pasta de penne de trigo entero según las indicaciones que se encuentran en el paquete.
2. A medida que la pasta se cocina, puede mezclar el resto de los ingredientes en la licuadora para crear una salsa para la pasta. Sazone la salsa según sus propios gustos. ¡Hay mucho para experimentar cuando se trata de cocinar!
3. Finalmente, coloque la pasta cocida en una sartén grande y vierta con cuidado la salsa casera por encima. Una vez que todo esté en su lugar, encienda el horno a fuego medio y coloque la pasta durante unos minutos. En este punto, agregue las hojas de albahaca y cocine hasta que las hojas se marchiten. Para darle más sabor, ¡intente añadir más verduras a su plato! Añadí tomates picados y cilantro fresco por encima para añadir un poco de sabor.

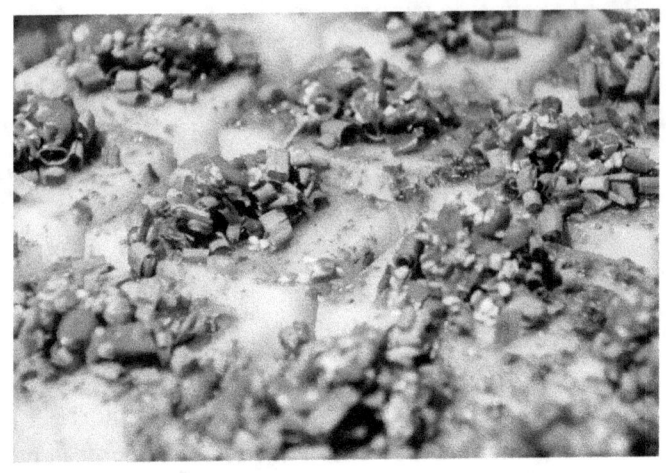

Tofu horneado
Tiempo: Cuarenta minutos
Porciones: Cuatro

Ingredientes:

- Maicena (1 T.)
- Agua (2 T.)
- Ajo Picado (1)
- Jengibre rallado (1 t.)
- Aceite de sésamo (1 t.)
- Jerez seco (2 T.)
- Vinagre de Arroz (2 T.)
- Salsa de soja (.33 C.)
- Azúcar moreno (3 T.)
- Agua (.25 C.)
- Pimienta Negra (.25 t.)
- Almidón de maíz (1 T.)

- Aceite de oliva (1 T.)
- Salsa de Soja (1 T.)
- Trozos de Tofu extra firme (14 Oz.)

Instrucciones:

1. Si nunca ha probado o hecho tofu antes, puede ser un poco difícil. Puse esta receta aquí para mejorar sus habilidades culinarias. Aunque requiere un pequeño esfuerzo adicional, ¡vale la pena cuando le espera una cena saludable en la mesa! ¡Cuando esté listo, reúna todos sus ingredientes y entonces podremos empezar!
2. En primer lugar, caliente el horno a 400 grados y prepare una bandeja de hornear. Personalmente, me gusta forrar el mío con papel aluminio, pero puede engrasarlo con aceite si lo desea.
3. A continuación, coloque el tofu en un recipiente y cúbralo con una cucharada de la salsa de soja junto con el aceite de oliva, la sal y la pimienta. Asegúrese de colocar bien el tofu para asegurar una cobertura uniforme. Esto es vital para difundir el sabor a través de toda la comida.
4. Una vez completado el tercer paso, coloque el tofu en la hoja de hornear. Asegúrese de espaciar el tofu de manera uniforme, para que los trozos se cocinen a un ritmo parejo. Luego, cocine el tofu durante unos treinta minutos. A mitad de camino, asegúrese de

girar el tofu al otro lado, para que todos los lados queden agradables y crujientes.
5. Mientras el tofu se cocina en el horno, puede hacer la salsa. Esto se hace mezclando en una cacerola el jengibre, el ajo, el aceite de sésamo, el jerez, el vinagre de arroz, la salsa de soja, el azúcar moreno y el agua. Ahora, coloque la cacerola a hervir a fuego lento y cocine la salsa durante diez minutos. Debe esperar que el líquido se reduzca en un tercio.
6. Cuando esto esté completo, tome otro tazón pequeño y mezcle cuidadosamente la maicena y el agua. Una vez hecho, añada a la salsa y revuelva bien. ¡Al final, la salsa debe ser agradable y espesa!
7. Una vez que el tofu esté bien crujiente, saque del horno y colóquelo en la cacerola. Deberá revolver bien todo para asegurarse de que el tofu esté bien cubierto. Para una comida completa, trate de servir sobre arroz integral o con algunas de sus verduras favoritas. Para darle más sabor, también puede añadir cebollas y cubrirlas con semillas de sésamo. ¡Sirva y disfrute de su comida!

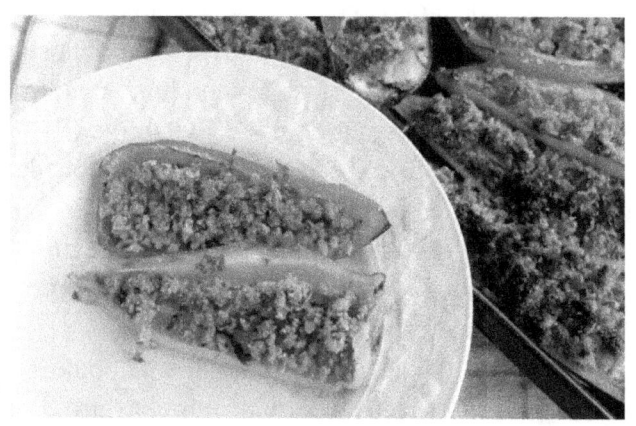

Pimientos Rellenos
Tiempo: Treinta y cinco Minutos
Porciones: Cuatro

Ingredientes:

- Orégano seco (1 t.)
- Vinagre de vino tinto (1 t.)
- Ajo (1 Clavo)
- Aceitunas Negras (2 T.)
- Piñones (2 T.)
- Tomates cherry en cuartos (1 C.)
- Garbanzos bajos en sodio (1 C.)
- Quinua cocida (1 C.)
- Pimientos rojos (amarillos o verdes) (2)

Instrucciones:

1. Hablar de una cena llena de nutrientes, ¡salude a uno de sus nuevos platos favoritos! ¡Estos pimientos rojos rellenos proporcionan fibra de relleno junto con antioxidantes, vitamina A y vitamina C! Esta comida es fácil de preparar y se puede guardar en la nevera durante varios días si necesita una comida rápida y fácil. Cuando esté listo para empezar a cocinar, adelante y lleve su horno a 350 grados.
2. A medida que el horno se calienta, tome sus pimientos rojos y córtelos por el centro. En este punto, quite los tallos porque, seamos honestos, ¡nadie quiere comerse esa parte! Una vez que se preparan, puede colocarlos en una bandeja.
3. Ahora, saque ese tazón de mezcla y mezcle el resto de los ingredientes de la lista anterior. Cuando esto se termine, con cuidado ponga la mezcla junto con los pimientos rojos.
4. A continuación, coloque la bandeja en el horno durante veinticinco minutos. Al final de este tiempo, los pimientos deben estar bien suaves. Para darle más sabor, agregue perejil sobre los pimientos y sírvalos calientes.

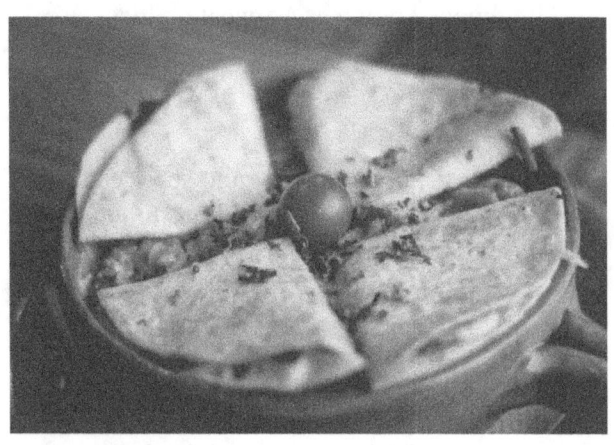

Wrap crujiente
Tiempo: Cuarenta y cinco minutos
Porciones: Cuatro

Ingredientes:

- Tortillas integrales (4)
- Tostada (4)
- Aderezo para tacos (1 t.)
- Chiles verdes secos (1 lata)
- Agua (.50 C.)
- Anacardos (1 C.)
- Salsa (.50 C.)
- Pimientos Chipotle (2)
- Aderezo para Tacos (2 T.)
- Tofu firme (16 Oz.)
- Aceite de oliva (3 T.)

- Opcional: Frijoles negros, Cilantro, Lechuga, Tomates, Aguacate, Salsa, Tortilla Chips

Instrucciones:

1. ¡Como probablemente ya lo sepa, esta deliciosa comida es la forma saludable de llevar su tortilla de bolsillo favorita de Taco Bell! Está cargada de deliciosas verduras, tofu y queso vegetariano. Probablemente se esté preguntando cómo es posible que esto ocurra. Honestamente, ¡prefiero mostrarle que contarle! Va a tomar múltiples pasos, así que asegúrese de prestar especial atención.
2. Primero, vamos a preparar el tofu. Usted completará esta tarea calentando una olla grande a fuego alto. A medida que se calienta, desmenuce el tofu con sus manos. Cuando esto esté completo, agregue la salsa, la sal y el condimento para tacos. ¡Deje que se sazone durante diez minutos sin tocar nada! Si es necesario, añada aceite en el fondo de la sartén para evitar que algo se pegue. ¡Al final, el tofu estará dorado y bastante crujiente! Perfecto, sigamos.
3. ¡A continuación, es hora de hacer el queso de anacardo! Utilice una licuadora y mezcle los anacardos, el agua, una cucharada del condimento para tacos y la lata de chiles verdes picados. Si no le gusta el picante,

añada menos chiles. Licue hasta que todo esté perfectamente liso y luego ponga el queso a un lado.
4. ¡Ahora es el momento de hacer el Wrap crujiente! Empiece por poner su tortilla a un lado. Coloque la tortilla, el tofu, la parte crujiente (usé una tostada) y luego cualquier otro extra que desee. Puede usar lechuga, tomates, salsa, aguacate, frijoles negros, maíz; ¡literalmente lo que sea que le guste! Una vez que todo esté en su lugar, doble cuidadosamente la tortilla hacia el centro y luego colóquela a un lado.
5. Cuando esté listo para cocinar, coloque la tortilla hacia abajo en una sartén y cocine a fuego medio. Por lo general, tomará unos minutos dorarse en ambos lados. Deberá cocinar hasta que el exterior esté firme y dorado; de lo contrario, simplemente se desarmará la estructura del Wrap.
6. ¡Finalmente, retírelo de la hornilla y disfrute!

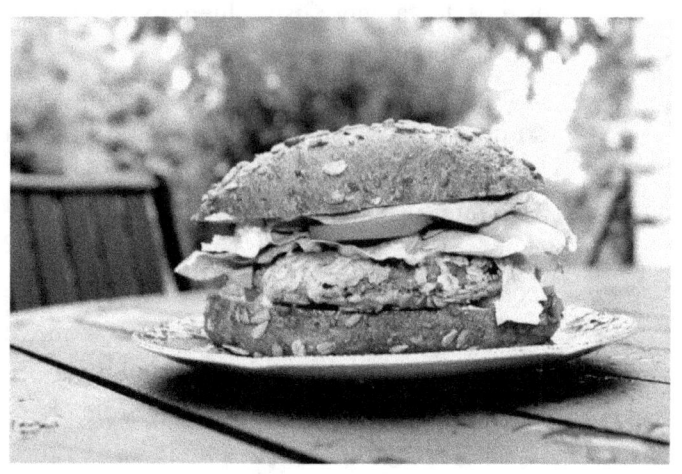

Hamburguesas de frijoles negros
Tiempo: Una hora
Porciones: Ocho

Ingredientes:

- Pan rallado seco (3 T.)
- Semillas de lino molidas (1 T.)
- Pimienta (.25 t.)
- Chili en polvo (.50 t.)
- Comino molido (.50 t.)
- Sal (.50 t.)
- Orégano seco (.50 t.)
- Frijoles negros (1 lata)
- Jalapeño (2 T.)
- Cebolla picada (.25 C.)
- Jengibre fresco (1)
- Ajo (2)

- Avena a la antigua (.50 C.)
- Nueces (.50 C.)

Instrucciones:

1. ¡Sí, usted todavía puede disfrutar de las hamburguesas mientras sigue una dieta a base de plantas! Estas hamburguesas a base de frijoles negros son fáciles de hacer y deliciosas. Para empezar, saque su procesador de alimentos. Una vez que lo tenga listo, añada los jalapeños, la cebolla, el jengibre, el ajo, la avena y las nueces. A continuación, pulsa todo durante diez segundos.
2. Una vez mezclados los primeros ingredientes, se puede añadir la linaza, la pimienta, la sal, el chile en polvo, el orégano, el comino, el cilantro y los frijoles. Cuando todo esté en su lugar, procese por intervalos de cinco segundos o hasta que los granos se descompongan en su mayor parte. Asegúrese que los frijoles se mantengan enteros para darle un poco más de sabor.
3. Ahora, cuidadosamente combine esta mezcla del procesador y colóquela en un recipiente. Una vez que esto se haya completado, colóquelo en la nevera y refrigérelo durante unos quince minutos. Después de este tiempo, agregue las migas de pan y use sus manos para combinar todo.

4. Con la mezcla hecha, comience a dar forma a las hamburguesas; debería poder hacer siete u ocho hamburguesas. Cuando esté listo, coloque las hamburguesas en una sartén a fuego medio y cocínelas durante unos cinco minutos por cada lado. Al final, las hamburguesas deberían tener un bonito color marrón dorado.
5. ¡Saque las hamburguesas de la sartén, colóquelas en un pan de trigo integral y aderécelo! Ya sea que use lechuga, tomate, kétchup, mostaza; ¡haga de esta una actividad familiar divertida!

Capítulo cuatro: Conceptos erróneos comunes y cómo superarlos

Cuando usted comienza una dieta basada en plantas, debe esperar muchas dudas en su vida. Hay muchas personas que no entienden esta forma de vida porque simplemente no conocen o entienden los hechos. Dentro de este capítulo, repasaremos algunos de los conceptos erróneos comunes que vienen con el territorio basado en las plantas. Al final, usted será capaz de responder a casi todas las preguntas comunes que se le lanzarán.

Mito # 1: Una dieta basada en plantas no es saludable

Las personas tienen dificultades para aceptar los conceptos que no entienden. Quiero que te tomes un momento y pienses en tu dieta actual. Lo más probable es que su dieta sea como la de todos los demás. Comer a base de plantas le traerá numerosas ventajas sobre su típica dieta de TAE. Como usted aprendió en el segundo capítulo, hay varios beneficios de comenzar una dieta basada en plantas, incluyendo la reducción del riesgo de cáncer, menores tasas de obesidad, pérdida de peso y más. Usted sabe muy bien que, con una dieta basada en plantas, usted podrá obtener todos los nutrientes que necesita y más.

Mito # 2: Ir a base de plantas significa que soy vegetariano o vegano

La noción de que serás vegetariano o vegano con una dieta basada en plantas es un mito absoluto. En general, el objetivo es tener menos carne y en porciones más pequeñas. Si usted tiene pescado de vez en cuando, o un pedazo de carne, no será el fin del mundo. Mientras usted se esfuerce en desarrollar su dieta alrededor de las verduras, frutas y alimentos no procesados, estará haciendo cosas increíbles para su salud. Si está comenzando, recuerde comenzar con algo pequeño y cortarlo lentamente.

Mito # 3: Comer a base de plantas es demasiado caro

Existe un terrible concepto erróneo de que comer sano significa que va a ser caro. La buena noticia es que hay una manera de comer sano mientras se sigue un presupuesto. En el capítulo siguiente, lo repasaremos un poco más a fondo. Por ahora, se debe tener en cuenta que muchos de los alimentos que usted comerá incluyen granos enteros, legumbres y frijoles. ¡Todos estos ingredientes cuestan menos que el pescado y la carne! La clave es comprar frutas y verduras de temporada. Cuando empiece a comer menos carne,

¡tendrá más dinero para su presupuesto de compras!

Mito # 4: Comer a base de plantas es aburrido

En el capítulo anterior, tocamos ligeramente algunos de los deliciosos alimentos que usted podrá comer en una dieta basada en plantas. Si usted está siguiendo esta dieta correctamente, en ningún momento debe sentirse privado de ella. De hecho, hay una gran variedad de alimentos que usted comerá que están llenos de nutrientes y son extremadamente saludables. La próxima vez que esté en la tienda de comestibles, tómese unos momentos adicionales para recorrer el pasillo de los productos agrícolas. ¡Se sorprenderá de todas las diferentes legumbres, frutas y verduras que puede probar! Además de esto, también puede explorar nuevos estilos de cocina y comidas étnicas. Le sugiero encarecidamente que pruebe los alimentos y las nuevas recetas; siempre hay espacio para crecer.

Mito # 5: Necesito carne para la proteína en una dieta basada en plantas

Esta es una de las preguntas más importantes que recibirá mientras sigue una dieta basada en plantas. Sus amigos se convertirán de repente en nutricionistas y se preocuparán de que no esté consumiendo suficientes proteínas y que ya no estés comiendo carne. La verdad es que, en lugar de comer animales por sus proteínas, ¡vas directamente a la fuente! Como usted sabe muy bien en este punto, las verduras verdes, los frijoles y las nueces son todas excelentes fuentes de la proteína que usted necesita diariamente.

Mito # 6: Necesito leche para tener huesos fuertes

A menudo existe la idea errónea de que necesitamos leche para que los huesos crezcan fuertes. La verdad es que necesitamos calcio y vitamina D para tener huesos fuertes. La mayor parte del calcio de nuestro cuerpo se encuentra en los huesos. Cuando perdemos demasiado calcio en nuestra dieta, esto podría conducir potencialmente a la osteoporosis más adelante en la vida. Como sabe por el capítulo anterior, hay muchas maneras de aumentar el consumo de calcio en una dieta basada en plantas. Asegúrese de consumir los alimentos adecuados, como leche vegetal fortificada, frijoles, higos secos o camote, para mantener alto el consumo diario de calcio.

Mito # 7: Seguir una dieta a base d planta es demasiado difícil

Aquí es donde estaré más en desacuerdo con los que dudan. Cuando se piensa en ello, hacer cualquier cambio es extremadamente difícil. Hay muchos individuos que empiezan dietas y fracasan, y eso es porque no creen lo suficiente en sí mismos. Por eso su POR QUÉ es tan importante. ¿Por qué elige seguir una dieta basada en plantas? ¿Es por motivos de salud? ¿Es para perder peso?

No importa cuál sea su razón, esa razón es suficiente para superar cualquier momento difícil que se encuentre con una dieta basada en plantas. Es cierto que el cambio puede ser difícil, pero a medida que practique más, ¡su estilo de vida será mucho más fácil!

Capítulo cinco: Consejos y trucos

Antes de que le enviemos a su nuevo estilo de vida saludable, hay algunos consejos y trucos importantes para que aprenda y se mantenga en la brecha. Al principio, siempre parece fácil empezar una nueva dieta. Ustedes tienen esta nueva motivación y energía para cambiar su vida. Pero ¿qué pasa cuando esa energía se agota en unas pocas semanas? Conociendo algunos consejos y trucos sobre la dieta a base de plantas, ¡estos te mantendrán en marcha cuando los tiempos se pongan difíciles!

Iniciando una dieta basada en plantas

1. Encuentre su motivación
   ¡En verdad, no puedo expresar la importancia de esto! Si usted está aquí en este libro, probablemente hubo algo drástico que le hizo querer hacer un cambio importante. Esta razón es el por qué y el qué de sus objetivos. Ya sea que busque claridad mental, más energía o ayudar a una enfermedad, siempre trate de recordar por qué está comenzando este estilo de vida en primer lugar. Para obtener los puntos de bonificación, anote su por qué en una hoja

de papel para que pueda mirarla cuando necesite más motivación.

2. Recuerde comer...

   Como se mencionó anteriormente, una dieta basada en plantas es muy satisfactoria cuando se consumen alimentos enteros. Será importante que se acuerde de comer más de lo que está acostumbrado. Afortunadamente, con una dieta basada en plantas, puede decir adiós al conteo de calorías. Ahora, usted puede llenarse de ensalada, fruta, quinua, frijoles, ¡e incluso de papas asadas a su gusto! El objetivo de esta dieta es vivir de la buena comida, y con el tiempo, el cuerpo se ajusta al volumen de la comida. Después de un tiempo, aprenderá a confiar en sus señales de saciedad y hambre natural.

3. Preparar la comida

   Al comenzar una dieta a base de plantas, le animo a dar un paseo por su cocina. Al principio, comenzarán a reconocer los alimentos que pueden no ser tan beneficiosos para ustedes como un alimento completo. Le sugiero que tire estos alimentos o los regale, para mantenerse fuera del alcance de las tentaciones. En su lugar, ¡llene su refrigerador y despensa con alimentos saludables como frijoles, arroz y papas! De esta manera, cuando se le antoje

comida no saludable, ¡no habrá ninguna en su casa!
4. Tómelo con calma.
¡El cambio a una dieta basada en plantas no tiene por qué ocurrir de la noche a la mañana! En su lugar, sugiero tomar un enfoque más suave y cambiar lentamente su dieta para que sea más basada en plantas. Si usted hace cambios repentinos, usted podría sentirse potencialmente restringido y finalmente engañarse a sí mismo con su asombrosa dieta. Un ejemplo sería usar aguacate en lugar de mantequilla. Aunque es un cambio, llevará algún tiempo acostumbrarse a él. A medida que aumente los ingredientes saludables basados en plantas en su vida, irá eliminando poco a poco las cosas malas.

5. Una comida a la vez
No hay reglas que digan que el hecho de estar basado en las plantas tiene que ser un tipo de acuerdo de ahora o nunca. En su lugar, intente cambiar una comida a la vez para que sea más basada en las plantas. ¡Una de las comidas más fáciles que he encontrado es el desayuno! En lugar de su leche y cereal normal, ¡pruebe la avena con su fruta favorita! También hay deliciosas tostadas de aguacate o papas para el desayuno. ¡Le sugiero encarecidamente que

pruebe algunas de las recetas proporcionadas en este libro para ayudarle a empezar! Poco a poco, puede cambiar todas sus comidas para que sean a base de plantas, y pronto no será ni siquiera un segundo pensamiento.

6. Encontrar buenas personas
   Mencioné antes que muchas personas cercanas a ustedes dudarán de su elección de estilo de vida, pero también hay muchas personas con ideas afines en el mundo que están pasando por los mismos cambios que ustedes. Típicamente, es más fácil pasar por los cambios cuando tienes una compañía con la que compartir tus luchas y éxitos. Es una idea fantástica formar un grupo de apoyo para que puedas buscar ayuda e inspirar a otros. Sugiero que visites los foros de Internet o incluso los grupos de Facebook para conectarte. ¡Solo recuerda que nunca está solo en este viaje!
7. Manténgalo divertido
   El cambio a una dieta basada en plantas no pretende ser una forma de tortura. Espero que eventualmente, aprenda a disfrutar de sus opciones de comida y tal vez incluso a esperarlas. Por suerte, con la tecnología moderna, tiene las recetas al alcance de la mano. Siempre hay nuevos alimentos que probar y recetas que probar. Una buena manera de mantener su dieta divertida es

tener un lado aventurero. La próxima vez que visites la tienda de comestibles, te reto a que elijas una fruta o verdura de la que nunca hayas oído hablar antes. Una vez que haya hecho su selección, utilice Internet para encontrar ideas sobre cómo cocinar las recetas de este artículo. ¡Puede que te sorprenda lo que aprendas sobre la comida y sobre usted mismo!

8. Comprometerse

   Al comenzar la dieta a base de plantas, lo mejor que puede hacer es comprometerse con usted mismo. Existen varias razones por las que las personas comienzan la dieta basada en plantas. ¿Por qué está aquí? ¿Por qué cree que una dieta basada en plantas puede cambiar su vida? Al final del día, no importa lo que piensen los demás. Si quieres hacer este compromiso con usted mismo, ¡hágalo! Es hora de tomar su salud en sus propias manos. Usted es el único que puede tomar decisiones de salud por sí mismo, asegúrese de que esas decisiones sean las mejores posibles. Se lo debe a usted mismo.

Basado en el presupuesto de una dieta a base de plantas.

Una de las principales excusas que los individuos usan para no comer saludablemente es que sienten que comer saludablemente puede ser demasiado caro. El truco aquí es tomar decisiones inteligentes. Hay muchas maneras de reducir la dieta a lo básico; ¡los alimentos enteros pueden ser fácilmente asequibles para casi todo el mundo! Todo lo que necesita es un poco de conocimiento sobre los alimentos integrales, ¡y podrá ajustar todos sus nutrientes a su presupuesto con facilidad!

1. ¡Quédese en casa!
   Esto parece un hecho, pero comer en casa en lugar de salir a un restaurante puede ahorrarle mucho dinero tanto si sigue una dieta basada en plantas como si no. En lugar de salir a cenar varias veces a la semana, ¡coma fuera para un regalo ocasional! Si usted está constantemente en movimiento y depende de la comida rápida, comience a preparar bocadillos con anticipación. De esta manera, usted tendrá un control total sobre sus comidas y lo que entra en ellas. Además, al quedarse en casa, ¡esto le dará una fantástica oportunidad de trabajar en esas habilidades de cocina!
2. Elija alimentos enteros
   ¡Mientras que esto puede parecer un hecho, los alimentos integrales van a ser algunos de los productos básicos más baratos que usted puede comprar! Afortunadamente, los alimentos enteros también van a ofrecer los nutrientes más esenciales. Algunos de los

alimentos más populares y económicos son el arroz integral, la avena, las papas, las zanahorias, las verduras de hoja verde, las verduras congeladas, las manzanas, las naranjas, otras frutas de temporada y ¡todos los frijoles y lentejas!

3. Piensa en grande
   No literalmente, pero cuando compre comida a granel, puede obtener mucho más provecho de su dinero. Cuando esté en la tienda de comestibles, busque los paquetes grandes o los paquetes familiares. Típicamente, estos proporcionarán un mejor valor en comparación con las bolsas o contenedores más pequeños. En este caso, usted querrá prestar especial atención al precio unitario que se encuentra en la etiqueta del precio; este número le indicará el costo por libra. Siguiendo esta regla, puede elegir la opción más barata.

4. Mantenga lo simple.
   Si usted acaba de empezar la dieta a base de plantas, ¡no hay razón para volverse loco y salvaje en la cocina! El hecho de que cambie su dieta no significa que tenga que convertirse en un loco y hábil chef. El hecho de que sus comidas sean sencillas no significa que vayan a ser aburridas. Como se puede ver en las recetas anteriores de este libro, las recetas pueden ser fáciles y deliciosas al mismo tiempo. A menudo,

cuando se usan demasiados ingredientes, esto dificulta la paleta y el tracto digestivo. Hágase un favor y empiece de a poco. A medida que usted mejora con este estilo de vida, es cuando puede experimentar un poco más con sus comidas.

5. Comprar en temporada

    Esto es vital cuando se trata de comprar una dieta basada en plantas con un presupuesto. La buena noticia es que los alimentos que se cultivan en temporada son más baratos y saben mucho mejor. En el invierno, esté atento a los cítricos y a las hortalizas de raíz. En el verano, puedes estar pendiente de las nectarinas y la sandía. Hágase un favor y visite su mercado local de agricultores para obtener los productos más frescos posibles. ¡Se sorprenderá al saber la gran variedad de alimentos que se ponen a su disposición!

6. Congele la comida

    Por último, frutas y verduras congeladas. Estos artículos son típicamente más baratos y pueden ser muy convenientes. Las frutas y verduras congeladas se recogen típicamente una vez que están maduras y luego se congelan inmediatamente; esto significa que los alimentos mantendrán su nutrición. Esta es una idea fantástica, especialmente en invierno, cuando los productos frescos pueden estar limitados en cuanto a variedad y calidad. Solo recuerde leer la etiqueta de los ingredientes para evitar que se le añada mantequilla, salsa o condimentos.

Planificación de comidas 101

¡Aunque hay varios obstáculos que usted tendrá que enfrentar al comenzar una dieta basada en plantas, uno de los más populares es la planificación de sus comidas! Al principio, es emocionante probar nuevas recetas y estar al tanto de su nutrición. Con el tiempo, muchas personas comienzan a cometer errores y luego renuncian a sus objetivos de comer más saludablemente. ¡Por suerte, no tiene que ser tan complicado como la gente lo hace parecer! En cambio, puede armarse con estos consejos y trucos de planificación de comidas que le ayudarán a superar los obstáculos más difíciles.

La primera pregunta que usted puede tener es ¿por qué debe planear sus comidas? A medida que usted comience una dieta basada en plantas, podría encontrar que es más difícil en comparación con la planeación de comidas en una dieta SAD. Ahora, usted estará un poco más limitado en los alimentos que puede comer durante sus comidas. ¡Es por eso por lo que usted necesita educarse a sí mismo sobre cómo planificar adecuadamente sus comidas a base de plantas! La planificación es vital para que cuando se tenga poco tiempo, haya menos toma de decisiones. Con la preparación de la comida, no pensará demasiado en sus comidas y estará preparado en cualquier momento.

La preparación de las comidas también es vital para ayudarle a mantener sus hábitos saludables. Al planificar con anticipación, usted tendrá una cuenta más baja en el supermercado y podrá comer sus necesidades nutricionales diarias sin tener que pensar en ello a diario. ¡Esto es especialmente útil si usted está buscando perder peso! Al final del día, usted sabe lo que funcionará mejor para usted. Si la preparación de las comidas le ayudará a mantenerse responsable, vale la pena el esfuerzo adicional.

Antes de empezar a preparar la comida, sugiero que empiece un diario de comidas. A medida que cocine diferentes comidas, puede comenzar desde el principio y llevar un registro de los alimentos que le gustan y los que no le gustan tanto. De esta manera, usted puede ahorrar tiempo y esfuerzo al tratar de planificar las comidas. Esto también puede ayudarle a mantenerse organizado con sus ingredientes. Al principio, debes mantener todo simple. De esta manera, se pueden empacar fácilmente y repetir en futuras comidas.

Elección de los alimentos a preparar

¡Uno de los factores más importantes de la preparación de comidas en una dieta basada en plantas son los alimentos que va a incluir en su plan de comidas! Quiero recalcar que esto está destinado a ser divertido y placentero. A continuación, encontrará algunos de mis consejos y trucos favoritos para que la preparación de las comidas sea deliciosa y fácil.

- Busque alimentos cortados o congelados; le hará la vida diez veces más fácil. Sí, es más caro, ¡pero se paga por la facilidad!
- ¡Está bien ajustarse! Como descubrirá, la mayoría de las recetas no son de un solo sabor para todos. Si cree que una determinada receta es más bien insípida, ¡añada sus propios condimentos! ¡No hay reglas que indiquen que hay que atenerse a la receta o de lo contrario! Exprese su chef interior y sazone a su gusto.
- Haga una lista. Seriamente. Mientras se prepara la comida, haga su lista de compras a medida que avanza. Esto le ayudará a mantenerse enfocado y organizado cuando llegue a la tienda de comestibles. Hacer una lista es también una manera fantástica de evitar comprar alimentos que realmente no debería.
- Hacer una lista es también una manera maravillosa de ahorrar dinero. De esta manera, sabrás exactamente lo que tienes en casa, y nada se desperdiciará. A menudo, esto puede ser un gran problema con los

productos frescos; no tienen una vida útil tan larga como los alimentos procesados.
- Recuerde añadir variedad a sus comidas. El hecho de que sea a base de plantas no significa que sus comidas tengan que ser aburridas. ¡Hay muchos sabores y especias para que usted pruebe! La experimentación es una de las mejores partes de una dieta basada en plantas. ¡Nunca se sabe qué va a hacer que sus papilas gustativas se enciendan!
- Siga con los alimentos que va a disfrutar. ¡Si no le gustan las coles de Bruselas, no las compres! ¿Son saludables? Sí. ¿Significa eso que tienes que forzarlos a bajar por tu garganta? ¡No! Hay un montón de opciones por ahí, ¡mantén tus papilas gustativas contentas!
- Llene su cocina con alimentos básicos. Hay algunas opciones maravillosas como papas, lentejas, quinua, mijo, frijoles y arroz. Es fantástico tenerlos ya que puedes construir múltiples comidas alrededor de los alimentos básicos. Recuerde que estos van a ser los centros de sus comidas de ahora en adelante. Elija uno y construya alrededor de ese ingrediente y nunca podrá equivocarte con tu dieta a base de plantas.

Si está listo para comprometerse con el estilo de vida de una dieta basada en plantas, ¡no hay mejor momento que el presente! Usted tiene toda la información que necesita para ayudarle a comenzar; todo lo que necesita hacer es aplicar su nuevo conocimiento de este estilo de vida. ¿Va a ser difícil? Al principio, absolutamente. El cambio puede ser increíblemente difícil, especialmente si ha comido de la misma manera toda su vida. Todo lo que necesita recordar es que no tiene que hacer los cambios de la noche a la mañana; de hecho, ¡se le anima a empezar despacio! Muy pronto, usted comenzará a experimentar los beneficios de salud, y se preguntará por qué no comenzó antes. ¡Todo lo que necesitas hacer ahora es creer en usted mismo y hacer esa inmersión!

Conclusión

Antes de que termine el libro quiero felicitarlo por haber tomado esta saludable decisión. ¡Cambiar su estilo de vida no va a ser fácil, pero va a valer la pena! Ya sea que lo haga por razones de salud, por la pérdida de peso, por amor a los animales o por salvar el medio ambiente, espero que deje este libro y se sienta preparado para su nuevo viaje.

A medida que continúe por el camino de su vida basada en las plantas, siéntase libre de volver a los capítulos de este libro en cualquier momento que tenga una pregunta. Le animo a que pruebe nuevos alimentos, a que ponga sus habilidades culinarias al límite y a que siempre recuerde por qué empezó. Le deseo la mejor de las suertes en su nuevo y saludable viaje. Vive bien y disfruta de la vida.

Descripción

Si está motivado para cambiar su vida y busca mejorar su salud de diferentes maneras, ¡no busque más allá de la dieta basada en plantas! Dentro de la Dieta Basada en Plantas**, se le proporcionará** toda la información que necesita para ayudarle a comenzar su nueva forma de vida.

Dentro de los capítulos de este libro encontrará:

- Los principios básicos de una dieta basada en plantas
- La diferencia entre lo Vegano vs. lo Vegetariano vs. una dieta basada en plantas
- Diversos beneficios al comer alimentos de origen vegetal
- Deliciosos alimentos integrales para disfrutar
- Recetas apetitosas para probar
- Secretos para una pérdida de peso exitosa
- ¡Y mucho más!

Si está listo para cambiar su vida, mejorar su salud, perder ese peso extra, y al mismo tiempo salvar a los animales y al planeta, ¿qué está esperando? Podemos hablar todo lo que queramos sobre los increíbles beneficios que se obtienen al comer de la manera correcta, pero ¡debería experimentar los cambios por usted mismo!

¿No es hora de que se ponga en primer lugar? ¡Venga y descubra cómo una dieta a base de plantas puede cambiar su vida!